Anne Rose Pretorius
Und jetzt geht's mal um mich!

Anne Rose Pretorius

UND JETZT GEHT'S MAL UM MICH!

Mehr Energie für Frauen durch EFT-Klopfakupressur

Kösel

Hinweis

Den in diesem Buch enthaltenen Empfehlungen und Hinweisen zur Selbstbehandlung mit Klopfakupressur liegen natürliche Methoden der Heilung zugrunde. Sie basieren auf langjähriger Erfahrung der Autorin in der therapeutischen Praxis. Autorin und Verlag weisen Leserinnen und Leser jedoch darauf hin, dass Selbstbehandlungen in eigener Verantwortung geschehen. Im Zweifelsfall oder bei bestehenden physischen und psychischen Erkrankungen ist für eine korrekte Diagnose bzw. entsprechende Behandlung stets ein Arzt, Heilpraktiker, Psychotherapeut oder eine andere qualifizierte Fachperson aufzusuchen.

MIX
Papier aus verantwortungsvollen Quellen
FSC www.fsc.org
FSC® C014496

Verlagsgruppe Random House FSC-DEU-0100
Das für dieses Buch verwendete FSC®-zertifizierte Papier
Classic 95 liefert Stora Enso, Finnland.

Umschlag: Monika Neuser, München
Umschlagmotiv: plainpicture/Henrik Pfeifer
Illustrationen im Innenteil: Robert Pretorius/Privatarchiv
Anne Rose Pretorius
Lektorat: Imke Oldenburg, Bremen
Druck und Bindung: GGP Media GmbH, Pößneck
Printed in Germany
ISBN 978-3-466-34568-7

Weitere Informationen zu diesem Buch und unserem gesamten lieferbaren Programm finden Sie unter
www.koesel.de

Widmung

Für Valerie, die mir auf wunderbare Weise vermittelt, dass wir alle eins sind.

For Valerie, who shows me in a wonderful way that we are all one.

Inhalt

Einführung

Vor fast 20 Jahren begegnete ich in Fortbildungen zum ersten Mal energetischen Therapieformen. Zu dieser Zeit gab es zwar die EFT-Klopfakupressur noch nicht, jedoch waren schon einige andere Methoden verbreitet, die auf die Traditionelle Chinesische Medizin und das System der Meridiane und Akupunkturpunkte zurückgehen. Auch die Techniken des *Touch for Health* und der *Angewandten Kinesiologie* gehen von der Existenz eines körpereigenen Energiesystems aus, und ich erfuhr diese Methoden als sehr effizient bei vielerlei Beschwerden.

Als ich wenig später jedoch verschiedene Formen der Klopfakupressur kennenlernte, wurde mir bewusst, dass mit ihrer Hilfe auf elegante und einfache Weise beachtliche Erfolge möglich waren. Mein Schwerpunkt war damals noch die Psycho-Kinesiologie, doch das hat sich inzwischen geändert. Nachdem ich in meiner Praxis die ersten Male erlebt hatte, wie schnell manche Ängste und negative Befindlichkeiten ihre Grundlage verloren, änderte sich meine Einstellung zur Herangehensweise bei Beschwerden körperlicher, psychischer und mentaler Art grundlegend.

Die bekannteste Technik der Klopfakupressur ist die *Emotional Freedom Techniques* (EFT®) des Begründers Gary Craig. Er vereinfachte die *Thought Field Therapy®* nach Dr. Roger J. Callahan, sodass sie auch als Selbsthilfemethode Anwendung finden konnte. Ihm ist es zu verdanken, dass EFT mittlerweile auf allen Kontinenten von vielen Therapeuten und Psychologen eingesetzt wird, die für ungewöhnliche, noch nicht etablierte neue Therapieformen offen sind.

Dennoch ist EFT der breiten Bevölkerung noch nicht genügend bekannt. Wir sind erst am Anfang einer wirklich neuen Ära der Medizin und der Psychologie, die die energetische Therapie als ernstzunehmende therapeutische Richtung anerkennt.

Wir könnten erreichen, dass sich unser gesamtes Gesundheitssystem in einigen Jahren zum Positiven verändern wird. Patienten und Klienten werden eigenverantwortlicher handeln, wenn sie an sich selbst erfahren, wie effektiv sie auf einfache Weise ihr Wohlbefinden beeinflussen können. Dies erfordert ein neues Denken, das auch nicht mehr strikt zwischen Psyche und Körper trennt. Und es setzt eine offene Haltung voraus, die die neuen Erkenntnisse der Quantenphysik mit einbezieht und sinnvoll zu nutzen weiß.

Wir alle, die die Klopfakupressur anwenden, tragen zu ihrer Verbreitung bei. Um dies zu ermöglichen, sind besonders die Frauen gefragt, denn sie sind nach wie vor diejenigen, die sich offener solchen neuen Therapieformen zuwenden. Sie haben zu diesem Buch gegriffen und gehören damit zu den Menschen, die die Techniken der emotionalen Freiheit zunächst an sich selbst entdecken wollen, um sie dann hoffentlich an andere Menschen, vielleicht auch an Ihre Kinder, weiterzugeben.

Die *ersten beiden Kapitel* dieses Buches machen Sie mit den Gemeinsamkeiten zwischen der Traditionellen Chinesischen Medizin und den neuen Erkenntnissen der Wissenschaft bekannt. Sie werden erfahren, wie viel Einfluss wir auf das haben können, was mit uns geschieht und die Art, wie wir damit umgehen. Sie lernen Ihr Glaubenssystem kennen, das Sie geprägt hat, und im *dritten* Kapitel erlernen Sie den Ablauf der Klopfakupressur im Detail. Sie können dann gleich damit beginnen, einzelne Themen zu bearbeiten. Probieren Sie die Technik an sich selbst aus, während Sie parallel die Kapitel lesen. So gewinnen

Sie Sicherheit in der Anwendung und erzielen noch bessere Ergebnisse, indem Sie zusätzliche Hinweise und kreative Nutzungsmöglichkeiten kennenlernen.

Im *vierten* Kapitel lernen Sie die Welt der Emotionen aus einem weiblichen Blickwinkel kennen: Sie erfahren die zentralen Aspekte über den Zusammenhang von Gefühlen, Gedanken und Bewertungen und was diese in uns Frauen auslösen können. Dadurch wird es Ihnen leichter fallen, die Entstehung und Auswirkung negativer Gefühle bei sich zu erkennen. Anschließend mache ich Sie mit den wichtigsten negativen Emotionen vertraut und erläutere, welche Bedeutung sie insbesondere für Frauen haben. Sie erhalten beispielhafte Anleitungen zu deren Auflösung, wobei die angeführten Blütenessenzen und Aromaöle zusätzlich helfen können.

Das *fünfte* Kapitel macht Sie mit leicht nachvollziehbaren, effektiven Methoden bekannt, die es Ihnen erleichtern, Ihre Vergangenheit loszulassen, Ihre Gegenwart besser anzunehmen sowie Ihrer Zukunft mit neuem Vertrauen zu begegnen.

Im *sechsten* Kapitel gehe ich vertiefend auf Themen ein, die typischerweise für Frauen eine Herausforderung darstellen. Sie lernen Wege kennen, mit Unterstützung der Klopfakupressur möglichst gut für Ihr Wohl zu sorgen, Ihr Energiesystem zu stärken und im Gleichgewicht zu halten. Sie gewinnen einen Überblick über einfache Techniken und Varianten, die Ihnen die Lösung Ihrer persönlichen Themen erleichtern.

Mit diesem Buch können Sie die grenzenlosen Möglichkeiten entdecken und zu nutzen beginnen, die die Klopfakupressur Ihnen bietet. Ich ermuntere Sie auch dazu, meine Vorschläge mit Ihren eigenen Ideen zu ergänzen und so die Inhalte dieses Buches an Ihre eigenen Bedürfnisse anzupassen. Die Methode sollte lebendig bleiben und sich stetig weiterentwickeln.

Ich wünsche Ihnen viel Freude damit. Möge die Übung gelingen.

1

Wir sind mit allem verbunden

Liebes-Lied

Wie soll ich meine Seele halten, dass
sie nicht an deine rührt? Wie soll ich sie
hinheben über dich zu andern Dingen?
Ach gerne möcht ich sie bei irgendwas
Verlorenem im Dunkel unterbringen
an einer fremden stillen Stelle, die
nicht weiterschwingt, wenn deine Tiefen schwingen.
Doch alles, was uns anrührt, dich und mich,
nimmt uns zusammen wie ein Bogenstrich,
der aus zwei Saiten *eine* Stimme zieht.
Auf welches Instrument sind wir gespannt?
Und welcher Geiger hat uns in der Hand?
O süßes Lied.

Rainer Maria Rilke

Vor einiger Zeit sah ich im Fernsehen eine Reportage über eine Künstlerin aus der Ukraine. Sie kreierte wunderbare Bilder zu meditativer Musik, indem sie mit ihren Händen Sand von unterschiedlicher Konsistenz und Farbe auf eine Glasscheibe rieseln ließ. Sie tat dies auf eine selbstversunkene, elegante Weise und es faszinierte mich, ihr dabei zuzusehen. Plötzlich verspürte ich das tiefe Bedürfnis, meine Freundin in den USA anzurufen. Sie ist ebenfalls Künstlerin, und da auch sie mit Naturmaterialien arbeitet, würde sie sich – so mein Gedanke – sicher von dieser Frau inspirieren lassen. Als ich meiner Freundin von der Reportage erzählte, fing sie an zu lachen: Sie hatte mir nämlich eine Stunde zuvor eine E-Mail mit einem Hinweis auf einen Film über genau diese Künstlerin geschickt. Sie wiederum wurde von einer Kollegin darauf aufmerksam gemacht. Wir hatten also fast zur gleichen Zeit das Bedürfnis gehabt, einander dies mitzuteilen. Da wir uns seit über zehn Jahren kennen und einander sehr nahestehen, wundern wir uns über solche Ereignisse inzwischen nicht mehr.

Alles nur Zufall?

Sie kennen das sicher aus eigener Erfahrung: Haben Sie es nicht auch schon öfter erlebt, dass Sie in dem einen Moment noch an eine liebe Person gedacht haben und im nächsten Moment klingelte bereits das Telefon – ebendieser Ihnen nahestehende Mensch rief an und sagte: »Ich habe gerade an dich gedacht, und da wollte ich mal fragen, wie es dir geht …«

Etwas Ähnliches passierte mir mit einer anderen Freundin: Eines Tages war ich in der Innenstadt von Nürnberg unterwegs, und es führte mich ohne besonderen Grund in eine Gasse, die ich sonst eher mied, da ich mich dort nicht sonderlich wohlfühlte. Ausgerechnet hier jedoch begegnete mir eine enge Freundin aus meiner Studentenzeit, die ich seit Jahren nicht mehr gesehen hatte. Sie begrüßte mich mit den Worten: »Anne Rose, das gibt es doch nicht! Ist das nicht seltsam, ich laufe sonst nie in dieser Gasse, aber irgendetwas hat mich heute hierher getrieben, und jetzt treffe ich ausgerechnet dich hier!«

Solche sogenannten Synchronizitäten geschehen zu häufig in unserem Leben, als dass wir sie ignorieren oder als reine Zufälle abtun könnten. Seit ich ihre Existenz und Wirkweise in mein Leben integriert habe, verlasse ich mich mehr und mehr auf mein inneres Gespür, auf die Einsichten meiner Intuition. Ich versuche, meiner inneren Stimme Beachtung zu schenken, auch wenn ich in dem jeweiligen Moment noch nicht genau verstehen kann, was mich gerade antreibt. Und je mehr ich dies tue, desto häufiger und verlässlicher ereignen sich solche Begebenheiten. Seit ich darauf vertraue, dass diese Verbindungen bestehen und eine wertvolle Bereicherung für mein Leben sind, nehme ich sie häufiger wahr und sie führen mich als verlässliche Wegweiser durch alle Lebensphasen.

Zufälle können verlässliche Wegweiser sein, wenn wir ihnen Beachtung schenken.

Welche Kräfte sind eigentlich mit beteiligt, während wir versuchen, unser Leben bestmöglich zu gestalten und ihm einen Sinn zu verleihen? Wer oder was führt uns und hat Einfluss auf unsere Entscheidungen? Oder, wie Rainer Maria Rilke es formuliert, auf welchen »Bogen« sind wir gespannt?

Die neue Quantenphysik, die sich mit den kleinsten messbaren Teilchen in unserem Kosmos befasst, bringt uns mit ihren Forschungsergebnissen dem Ursprung und den Zusammenhängen unserer Welt näher. Es gibt jedoch schon seit Tausenden von Jahren östliche Weisheitslehren, die auf anderen Wegen und empirisch weniger nachvollziehbar zu ganz ähnlichen Ergebnissen und Denkweisen gelangt sind. Hierzu gehören zum Beispiel die indischen Veden und das chinesische Tao-te-Ching von Laotse, welches übersetzt »Das Buch vom Weg« bedeutet.

Neue Erkenntnisse und alte Weisheitslehren

Das heutige Verständnis der Welt beruht auf Erkenntnissen der Quantenphysik. Diese neue Wissenschaft belegt seit dem Beginn des 20. Jahrhunderts in streng kontrollierten Experimenten, dass das gesamte Universum, wir und alles, was um uns herum existiert, letztlich aus ein und demselben Grundstoff besteht, nämlich Energie.

Betrachtet man nun die alten Weisheitslehren, so entdeckt man erstaunliche Parallelen: Diese gelangten mithilfe von Meditation, durch Erfahrungen, Intuition sowie über eine spirituelle Verbindung mit dem Kosmos zu dem Wissen, welches bereits über Jahrtausende an uns überliefert wurde. Bis heute hat es seine Gültigkeit nicht verloren und erlebt in der westlichen Welt seit Jahrzehnten eine Renaissance. Diese Lehren betrachteten den Menschen und alles Lebendige schon damals als ein ganzheitliches Energiesystem. Sie legten nahe, dass die Lebensenergie ungehindert fließen kann, wenn ein Energiesystem ausgeglichen ist. Gerät es durch eine unausgewogene Lebensweise aus dem Gleichgewicht, so äußert sich dies als Unwohlsein, Kraftlosigkeit oder in Form von seelischen und körperlichen Krankheitssymptomen. Die alten Lehren trennten also weder zwischen Körper und Geist noch zwischen Materie und Energie, für sie war alles ein einheitliches Ganzes – eine im tiefsten Sinne des Wortes ganzheitliche Sichtweise.

In einem ausgewogenen Energiesystem ist die Lebensenergie im Fluss.

Der Physiker Albert Einstein bestätigt dies zu Beginn des 20. Jahrhunderts auf eine Weise, die auch in der Wissenschaft Anerkennung fand: Er erkannte, dass Materie und Energie nur verschiedene Ausprägungen ein und derselben Realität sind, dass sie austauschbar sind, weil Materie letztlich auch eine Form von Energie ist. Alles Sichtbare besteht letztlich aus Energie, aber auch alles, was für uns unsichtbar ist oder nicht direkt mit den Sinnen wahrgenommen werden kann. Sogar unsere Erfahrungen, unser Denken und Fühlen sind letztendlich eine Form von Energie, sie haben ihre eigenen Schwingungsfrequenzen, die sich auf den Zustand unseres Energiesystems auswirken.

Bereits vor Jahrzehnten entdeckte der Physiker Fritz-Albert Popp, dass alle Zellen von Lebewesen fähig sind, Licht sowohl zu speichern als auch wieder abzugeben. Dieses Licht nannte er »Biophotonenstrahlung«. Biophotonen können vom Körper eines Lebewesens abgegeben und von einem anderen Körper mitsamt der darin enthaltenen Energie oder Information aufgenommen werden. Die Biophotonenstrahlung zeugt demnach ebenfalls von einem Energiefeld, das unseren Körper und jede einzelne Zelle umgibt. Innerhalb dieses Energiefeldes sind wir alle miteinander verbunden.

Durch die Forschungen der Quantenphysik wissen wir heute, dass wir nicht nur unabhängige Beobachter in unserer Welt sind, sondern dass wir im Moment des Betrachtens bereits Einfluss nehmen auf das Betrachtete. Wir können uns dieser Wirkung willentlich gar nicht entziehen. Allein die Anwesenheit unserer Energie verändert auch die Energie von allem, was uns umgibt. Wir können uns also nicht einmal dafür entscheiden, das Beobachtete nicht zu beeinflussen. Jede Haltung, jedes Denken, jedes Dasein ist Energie und hat seinen Einfluss auf andere Energien bzw. Schwingungen.

Wenn Sie in einer Beziehung leben und Ihrem Partner voller Liebe begegnen, dann erreicht ihn diese feinstoffliche Energie, auch wenn er sie nicht bewusst wahrnimmt. Wenn Sie eine Familie haben, so hat all Ihr Tun, all Ihr Denken, so haben alle Emotionen, die innerhalb Ihrer Familie zum Ausdruck gebracht werden, eine Auswirkung auf alle Familienmitglieder. Besonders die Kinder sind betroffen, die sich ja noch mitten in ihrer Entwicklung befinden.

Unser Körper, unsere Gedanken, unsere Gefühle, das heißt unsere Energien haben bestimmte Schwingungen und beeinflussen die Schwingungen im Umfeld. Dieses Umfeld beginnt schon in uns selbst. In der Welt der Schwingungen, die als Frequenzen gemessen werden können, gibt es keine Grenzen mehr. Alle Schwingungen beeinflussen einander, sie sind eng miteinander verwoben. Wir können »auf einer Wellenlänge« sein mit einer anderen Person, dann gehen wir in eine positive Resonanz mit ihr. Oder wir können uns abgestoßen fühlen von ihr, das heißt, wir gehen in eine negative Resonanz mit ihr, unsere Schwingungen harmonieren also nicht so gut miteinander. Auch unsere eigene »Gemütsschwingung« kann in Harmonie mit unserem Wesen sein, dann fühlen wir uns in Balance und gestärkt. Wenn unsere innere Schwingung jedoch durch negative Emotionen in Disharmonie gerät, dann fühlen wir uns schwächer. Aus der Schwäche heraus fällt es uns schwerer, mit den Energien, die uns umgeben, in eine positive Resonanz zu gehen. Wir fühlen uns dann schneller angegriffen, missverstanden oder sogar ungeliebt.

Wir sind eingebettet in ein größeres Ganzes

Unser Universum ist nach den neuesten Erkenntnissen ein großes, einheitliches Natursystem, das von zahllosen sichtbaren und unsichtbaren Verbindungen durchzogen ist wie ein dicht vernetztes Gewebe. Der Autor Gregg Braden hat über die Geheimnisse dieser Verbindungen, die er »göttliche Matrix« nennt, ein wunderbares Buch geschrieben, in welchem er uns als Schöpfer unserer eigenen Wirklichkeit beschreibt und dies mit wissenschaftlichen Erkenntnissen der neuen Physik belegt. Innerhalb dieser göttlichen Matrix, welche auch das morphische Feld genannt wird, besteht eine universelle Ordnung. Der Physiker David Bohm verdeutlicht dies anhand der Metapher eines fließenden Baches: Wir können zwar alle Strömungen und Bewegungen im Wasser einzeln wahrneh-

Gewebte Stoffe erinnern mich an das große Gewebe, das uns alle miteinander verbindet.
Valerie McGaughey

men, dennoch existieren sie nicht unabhängig voneinander, sie sind Teil des Wassers als Ganzheit. Auf die gleiche Weise sind wir eingebettet in den großen Fluss des Universums. In diesem Gewebe können wir uns den kosmischen Gesetzmäßigkeiten zwar nicht entziehen, dennoch sind wir fähig, es mit unseren eigenen energetischen Schwingungen mitzugestalten.

Wenn wir nun tatsächlich viel mehr Möglichkeiten und viel mehr Einfluss haben, als uns bisher bewusst war, was bedeutet das dann für unser Leben? Sind wir letztlich auch fähig, das, was wir als unsere Wirklichkeit erleben, zu verändern? Sie vielleicht ganz anders wahrzunehmen oder sie sogar mitzugestalten? Laut Braden haben wir alle die Möglichkeit und den Freiraum, kreativ an der Schöpfung mitzuwirken und dadurch Einfluss auf unser eigenes Schicksal zu nehmen. Wenn wir den neuen Erkenntnissen der Quantenphysik und den alten Weisheitslehren folgen, gibt uns dies eine weitaus größere Freiheit, als wir bisher angenommen haben. Mit dieser Freiheit geht natürlich auch eine größere Verantwortung einher. Für die einen mag das ermutigend und befreiend klingen, für andere möglicherweise erschreckend, denn aus dieser Erkenntnis folgt, dass auch jedes unbedachte Denken und Tun seine Auswirkung hat.

Wir können unsere Wirklichkeit verändern – und wenn wir es nicht bewusst tun, so geschieht es unbewusst.

So neu sind die Erkenntnisse der Quantenphysik bei genauerem Hinsehen nicht. Auf Quantenebene bewahrheitet sich und wird experimentell nachvollziehbar, was die alten Traditionen uns schon seit Tausenden von Jahren in ihren Lehren vermittelt haben: Wir alle sind eingebettet in ein großes Ganzes. Es gibt viele Kulturen, die von einer Art göttlichen Matrix sprechen, in welcher feinstoffliche Energien wirken. Sie durchströmen das gesamte Universum, also auch unseren Körper, und damit haben sie Einfluss auf unsere Lebensenergie. In China wird diese universelle Lebensenergie *Chi* genannt, in der Tradition Indiens und des Tibet nennt man sie *Prana*. Die fernöstlichen Weisheitslehren der Traditionellen Chinesischen Medizin und der indischen Veden bedienen sich dieses Wissens auch bei der Behandlung von Krankheiten, die sie als ein energetisches Ungleichgewicht innerhalb des Menschen beschreiben.

Die Traditionelle Chinesische Medizin

Wanderärzte im alten China entwickelten ein Gesundheitssystem, das Körper, Geist und Seele als ganzheitliche Einheit betrachtete. Dieser traditionelle östliche Weg ging ebenfalls davon aus, dass alles mit allem verbunden ist: Körper und Seele wurden als ein einheitliches Ganzes angesehen, im Gegensatz zur trennenden Sichtweise der westlichen Welt.

Schon die chinesische Philosophie des *Tao-te-Ching* bediente sich der Metapher des fließenden Wassers, um das »große Ganze« zu beschreiben: Durch Meditation konnte man erlernen, sich vertrauensvoll dem Fluss der Dinge zu überlassen. Es galt als gesundheitsfördernd, der inneren Stimme zu vertrauen, und darüber hinaus wurde dazu geraten, nicht mit ganzer Kraft gegen den Strom zu schwimmen, sondern sich in Harmonie mit den Strömungen des Wassers zu bewegen. Dabei öffnete eine spirituelle Lebensweise auch den Zugang zu einem inneren Ort, an dem Heilung möglich wurde.

»Heil sein« bedeutete gemäß dem Tao-te-Ching auch, sich von festen Vorstellungen, Begierden und Urteilen zu lösen und dadurch zu einem wahrhaft mitfühlenden Menschen zu werden. Es forderte dazu auf, sich dem universellen Prozess anzuvertrauen und loszulassen, um Lebendigkeit und Liebe zu fördern. Diesem Weg konnte man auf verschiedenen Ebenen folgen: Meditation und Atmung waren die wichtigsten der sieben Stufen des Heilens, es folgten Bewegung, Ernährung, Massage und Bäder, Akupunktur und Moxibustion. Die Chirurgie, wie sie in der westlichen Welt praktiziert wird, war aus diesem Modell nicht ausgenommen, sie stand jedoch an letzter Stelle.

Die Lehre der Akupressur und Meridianmassage, die Inhalt dieses Buches sind, gehörten in den Bereich der Massage. Damit wurde der Akupressur für den harmonischen Fluss der Lebensenergie *Chi* sogar eine höhere Wirksamkeit zugeschrieben als der im Westen inzwischen bekannteren Akupunktur. Gary Craig, der Begründer der EFT-Klopfakupressur, bezeichnete seine Weiterentwicklung auch als »Akupunktur ohne Nadeln«.

Unser Meridiansystem, ein hochsensibles energetisches System

Die Lebenskraft *Chi* zirkuliert innerhalb des Meridiansystems unseres Körpers. Dieses System ist in symmetrisch angeordnete Leitbahnen unterteilt, in denen die Lebensenergie mehr oder minder ungehindert fließt. Wir können uns das ähnlich vorstellen wie unsere Blutgefäße, die den Sauerstoff an die verschiedenen Stellen im Körper transportieren, damit er dort für die nötigen Stoffwechselprozesse genutzt werden kann. Die Meridiane stehen in enger Verbindung mit unserem Nervensystem und dieses ist wiederum mit allen Organen und Körperteilen verbunden.

Über die Meridiane haben wir also die Möglichkeit, unseren gesamten Organismus zu erreichen und positiv zu beeinflussen. Wir können unseren Stoffwechsel harmonisieren, indem wir Giftstoffe abtransportieren und Blockaden auflösen. All unsere physiologischen Systeme – wie zum Beispiel Immunsystem, Nervensystem, Hormonsystem, Lymphsystem, Verdauungssystem – sowie all unsere Organe stehen mit dem Meridiansystem in Verbindung und sind somit über die Meridiane auch beeinflussbar. Wenn Dysbalancen auf feinstofflicher Ebene im Meridiansystem nicht erkannt und rechtzeitig aufgelöst werden, so äußern sie sich schließlich in seelischen oder körperlichen Beschwerden, auf die Dauer macht ein energetisches Ungleichgewicht krank.

Entlang der Meridiane befinden sich hunderte von elektromagnetischen Akupunkturpunkten, an denen, wie sich herausgestellt hat, unser Organismus am empfänglichsten für eine positive Veränderung ist. Messungen zufolge ist der elektrische Widerstand hier bis zu 40-mal geringer als an den umliegenden Hautflächen. Wenn dort also ein Impuls gesetzt wird, mithilfe einer Nadel oder durch ein Klopfsignal der Finger, so erreicht das erzeugte Signal umgehend das Meridiansystem. Bei der energetischen Klopfakupressur verwenden wir eine Auswahl dieser hochsensiblen Punkte, um Dysbalancen auszugleichen.

Wir haben insgesamt vierzehn Meridiane, zwei davon verlaufen über die Körpermitte und zwölf sind paarweise auf der rechten und linken Körperseite angeordnet. Sie sind jeweils nach einem Organ benannt, durch das sie hindurchfließen. Der Lebermeridian fließt also beispielsweise durch die Leber, der Herzmeridian durch unser Herz. Alle Meridiane sind miteinander verbunden, sie verlaufen ineinander und bilden einen geschlossenen Kreislauf. Ungleichgewichte, ausgelöst durch mentale, emotionale oder körperliche Herausforderungen, können den Energiefluss behindern und sich als Stau oder als Defizit an Energie äußern.

Die Energetische Psychologie und EFT

Genau an diesem Punkt setzt die »Energetische Psychologie« an, zu welcher auch die Methode der EFT®-Klopfakupressur gehört. Ihr Begründer, der Ingenieur Gary Craig, hat in den 1990er-Jahren die *Thought Field Therapy* (kurz TFT) des Psychologen Roger Callahan kennengelernt und so weit vereinfacht, dass sie

für alle Menschen zur Selbsthilfe anwendbar wurde. Ihm ist es zu verdanken, dass EFT® (Emotional Freedom Techniques) weltweit so eine starke Verbreitung gefunden hat.
Craig folgte dem Leitsatz:

»Die Ursache aller negativen Emotionen ist eine Störung im körpereigenen Energiesystem.«

Wird also diese Energiestörung durch Klopfakupressur behoben, so lösen sich auch die negativen Emotionen auf, die mit ihr in Verbindung stehen. Wenn wir uns jedoch vergegenwärtigen, dass alles Energie ist, so ist eine Unterscheidung zwischen körperlichen, psychischen und mentalen Problemen oder Symptomen nicht unbedingt nötig, sie alle existieren in Form von Energie und Information. Wir können also die Klopfakupressur bei körperlichen Themen wie zum Beispiel Schmerzen anwenden sowie bei mentalen Themen, die durch negatives Denken gekennzeichnet sind. Beide sind lediglich verschiedene Ausdrucksformen eines Ungleichgewichts im Energiesystem.

Der harmonische Fluss der Energie

Was können wir nun für uns selbst tun, um unsere Lebensenergie in einem harmonischen Fluss zu halten? Wie können wir darüber hinaus in diesem universellen Energiefeld als mitbeteiligte Schöpfer dazu beitragen, dass das aus den Fugen geratene Energiegleichgewicht der Erde wieder ausgeglichen wird? Wenn wir erkennen, dass wir selbst sehr viel tun können, um unser eigenes Energiesystem zu stärken und damit auch auf unser Umfeld einzuwirken, dann ist es sinnvoll, wieder ins Vertrauen zu gehen und uns unserem tiefsten inneren Wesen anzuschließen. Auf diesem Weg finden wir wieder zurück zu der uns innewohnenden göttlichen Kraft, welche unsere Selbstheilungskräfte zu aktivieren vermag. Wenn wir uns diesem Bereich in uns liebevoll zuwenden, dienen wir damit letztlich auch dem großen Ganzen. Selbst wenn wir dies nicht sehen und nicht direkt mit unseren Sinnen wahrnehmen können, so sind wir doch aktiv daran beteiligt.

Wenn wir lernen, mit den Energien, die uns durchströmen, achtsam umzugehen, so können wir rechtzeitig erkennen, wenn sie aus dem Gleichgewicht geraten. Wir haben die Möglichkeit, einen bewussten energetischen Dialog mit uns selbst aufzunehmen, und das tun wir mithilfe der Klopfakupressur. Das Manifeste, also der körperliche Bereich, wird dieser Energie folgen. Wenn wir unsere Energien in Harmonie bringen, wird unser Körper ins Gleichgewicht kommen und uns dies in Form von Gesundheit danken. Wir finden wieder zurück in unsere Mitte, blühen auf und ruhen gleichzeitig in uns selbst.

»Die Belohnung für Achtsamkeit ist immer Heilung.«
Shakti Gawain

Die Klopfakupressur ist eine der einfachsten, sanftesten, effektivsten und wunderbarsten Methoden, unsere Selbstheilungskräfte ohne schädliche Nebenwirkungen anzuregen und uns zurück in die innere Balance zu führen.

2

Unser Glaubenssystem: Alles ist Energie

Der Gedanke bringt das Wort hervor,
das Wort bringt die Tat hervor,
die Tat entwickelt sich zur Gewohnheit,
die Gewohnheit verhärtet sich zum Charakter,
der Charakter wird zu deinem Schicksal.
Deshalb beobachte den Gedanken und seine Wege
mit Sorgfalt und lass ihn aus Liebe entspringen,
geboren aus Respekt für alle Lebewesen.

Dharma

Wenn also alles Energie ist, dann sind auch unsere Gedanken und Überzeugungen eine Form von Energie. Sie bestimmen unser Leben viel mehr, als uns bewusst ist. »Glaube versetzt Berge« heißt es. Das zeigt, wie viel Energie unsere Überzeugungen haben, egal, ob sie positiver oder negativer Art sind und auch unabhängig davon, ob sie uns bewusst sind oder nicht. Der Bereich des Lebens, der uns am besten spiegelt, wie unser Glaubenssystem aussieht, ist unsere »Komfortzone«. In diesem Kapitel lernen Sie sich und Ihre Komfortzone ein bisschen besser kennen.

Unser Unterbewusstsein prägt unsere Komfortzone

Wenn Sie den Begriff Komfortzone lesen, welche Gedanken kommen Ihnen dann als Erstes in den Sinn? Die anschmiegsame Couch? Etwas Angenehmes, Weiches, Leichtes? Sicherheit? Wenn ich Seminarteilnehmer darauf anspreche, verbinden sie zunächst recht angenehme Assoziationen damit, doch bald kommen auch andere Aspekte hinzu, wie Bequemlichkeit oder Einschränkung. Was kennzeichnet denn unsere Komfortzone, wer oder was macht es sich eigentlich »bequem« in ihr? Sie ist der Bereich, in dem alles einen Platz findet, was wir im Laufe des Lebens als typisch, vertraut und »normal« für uns erfahren haben. Dies kann Freudvolles, aber eben auch Leidvolles sein: Sie erleben zum Beispiel immer wieder die gleichen Muster, fangen sich immer wieder ähnliche Krankheiten ein, landen immer wieder in Partnerschaften, die ähnlich verlaufen, oder schaffen es einfach nicht, ein gewisses Körpergewicht zu unterschreiten? Erleben Sie vielleicht immer wieder Situationen, die Sie eigentlich »in Zukunft nie mehr« erleben wollten? Sind Ihnen bestimmte positive und vor allem negative Emotionen sehr »vertraut«, obwohl Sie ihnen ablehnend gegenüberstehen, wie etwa Eifersucht oder eine Angst, die Kontrolle über Ihr Leben zu verlieren?

Unser Unterbewusstsein möchte sich in Sicherheit fühlen. Dies ist ihm vor allem dann möglich, wenn es viel Vorhersehbares erlebt, selbst wenn dies unangenehm oder schmerzhaft ist – so paradox dies auch klingen mag. Wie es in der Komfortzone jeder einzelnen Frau aussieht und was das für sie bedeutet, hängt von der individuell unterschiedlichen Entstehung und Entwicklung ab:

Unser Unterbewusstsein und unsere Komfortzone sind sehr eng miteinander verbunden. Die Erlebnisse in den ersten vier bis sechs Lebensjahren unserer Kindheit beeinflussen maßgeblich die Entwicklung unseres Unterbewusstseins. Alle Wahrnehmungen in dieser Zeit beeinflussen unser Fühlen und wirken sich auf unser zukünftiges Verhalten aus. Wir bewerten unsere Wahrnehmungen und entscheiden jeweils, ob sie für uns förderlich sind, also unser Wachstum unterstützen, oder ob sie eine Gefahr bedeuten, wir uns also vor einer Bedrohung schützen müssen. Aus all diesen Bewertungen bildet sich die Struktur und das Aussehen unserer Komfortzone.

Der Zellbiologe Bruce Lipton hat in seiner Filmdokumentation *Wie wir werden, was wir sind* anschaulich dargestellt, welche enorme Bedeutung die ersten Lebensjahre für unsere Gesundheit haben: Die Einflüsse, vor allem auch die Emotionen unserer Eltern, sind für unser späteres Verhalten und unsere Beziehungen zu unseren Mitmenschen viel wichtiger als bisher angenommen.

Bruce Lipton erläutert in seinem Filmvortrag auch, dass Kinder in den ersten sechs Lebensjahren eine besondere Gehirnwellenstruktur aufweisen, die sie in einem sogenannten »hypnagogischen Zustand« hält: Ein Kind in diesem Alter verarbeitet zunächst alle Informationen, die ihm vermittelt werden, ohne sie zu beeinflussen oder bewusst zu reflektieren. Sein Gehirn befindet sich in einem hypnotischen Trance-Zustand und nimmt extrem aufmerksam alles auf, was es sieht, hört oder auf andere Weise wahrnimmt. Während dieser Lebensphase sind Kinder demnach extrem empfänglich für jede Art von Suggestion und Beeinflussung.

Die Natur hat es gut eingerichtet, denn in dieser Zeit findet ein wichtiger Teil der Entwicklung statt, ein Kind lernt Bewegung, Sprache, Verhalten und vieles mehr. Eine solche tranceartige Gehirnfrequenz ist da natürlich vorteilhaft, denn alle Eindrücke werden viel leichter aufgenommen. Wir nehmen alles Präsentierte, Erlebte und Gefühlte auf wie ein Schwamm und speichern es in unserem Gehirn, in unseren Zellen. Als Energie und Information schwingt es in jeder einzelnen Zelle unseres Körpers. All diese Eindrücke bilden auch den Hintergrund für die Entwicklung unseres Nervensystems und unseres Gehirns. Wir empfinden Freude oder Schmerz, oder noch allgemeiner ausgedrückt, Wohlgefallen oder Missfallen. Wohlgefallen erzeugt Entspannung und damit ein Gefühl der Sicherheit, Missfallen erzeugt Anspannung und Unsicherheit, das Gefühl einer drohenden Gefahr.

All die Erlebnisse, die unser Unterbewusstsein formen und prägen, gestalten auch die Bedingungen in unserer Komfortzone. Unsere Bewertung des Erlebten legt letztlich fest, was wir als sicher bzw. unsicher empfinden. Nach diesen positiven und negativen Bewertungen richten wir unser Leben ein und vermeiden natürlich zunächst einmal alles, was unser Unterbewusstsein als gefährlich einschätzt. Unser Leben fühlt sich am sichersten an, wenn ein großer Teil unseres Erlebens und Tuns innerhalb der individuellen Grenzen der Komfortzone stattfindet. Diese Sicherheit bringt jedoch einen entscheidenden Nachteil mit sich: Wir beginnen, unser Leben aus unseren Gewohnheiten heraus zu gestalten. Wenn diese unser Leben dominieren, hemmen sie jedoch unsere schöpferischen Kräfte, unsere Kreativität und unsere Flexibilität.

Innerhalb unserer Komfortzone fühlen wir uns am sichersten, jedoch nicht am glücklichsten.

Wenn wir immer nur das tun und zulassen, was uns in jedem Fall Sicherheit bietet, dann fehlt mit der Zeit einfach die Herausforderung, die Spannung, das gewisse Etwas, was das Leben so lebenswert macht. Wir brauchen auch Erfahrungen in unserem Leben, die wir uns vielleicht zunächst nicht zugetraut hätten. Wir verlassen den sicheren Pfad für eine Weile, um Neuland zu erkunden. Das erzeugt für eine Zeitlang Spannung, und solange diese nicht zu groß wird, ist die Welt noch in Ordnung.

Immerhin birgt eine vorübergehende Zeit der Unsicherheit auch die Chance in sich, etwas Schönes zu erleben und dabei

Freude zu empfinden. Wir erreichen vielleicht ein gewisses Ziel, auf das wir stolz sein können. Oder wir schaffen etwas, das wir uns vorher noch nicht zugetraut haben. Wenn alles gut läuft, macht uns das freier und zufriedener. Unsere Komfortzone weitet sich aus, die Auswahl in ihr wird reichhaltiger. So vergrößern wir nach und nach unseren individuellen Freiraum, werden kreativer und fühlen uns gleichzeitig wohl. Je geräumiger unsere Komfortzone ist, desto mehr Handlungsspielraum steht uns zur Verfügung. Solange wir die Kontrolle darüber selbst in der Hand haben, fühlen wir uns in Sicherheit.

Die Komfortzone erfüllt in erster Linie also eine Sicherheitsfunktion. Kleine Kinder würden nie zu kreativen Menschen heranwachsen, wenn sie sich nicht trauen würden, Neues, vorher nie Gewagtes zu tun. Kinder experimentieren. Sie haben instinktiv das Bedürfnis danach, sie sind ja in diesen ersten Jahren noch dabei, ihr Leben aufzubauen. Alles ist spannend, die Komfortzone befindet sich in der ersten Entwicklungsphase. Die Eltern können einen wichtigen Beitrag zur freien Entwicklung leisten: Je geschützter, geborgener und geliebter ein Kind sich in dieser Zeit fühlt, desto weiträumiger wird sich seine Komfortzone entwickeln. Je unsicherer, ängstlicher und gefährlicher die Kindheit und die Eltern erlebt werden, desto sicherheitsorientierter und enger wird die Komfortzone eingerichtet. Mit diesem wenig gefestigten Hintergrund wird ein Mensch sich in späteren Jahren nicht besonders gern und daher seltener auf neue Wagnisse einlassen.

Unsere Komfortzone kann unser persönliches Wachstum behindern

Die unbewussten Rahmenbedingungen und Regeln unserer Komfortzone sind einst entstanden, um uns zu schützen. Doch irgendwann beginnen sie, ihr Eigenleben zu führen, ohne dass wir noch eine bewusste Erinnerung an ihre Entstehungsgeschichte haben.

Wir schalten auf Autopilot, wir reflektieren nicht jede Verhaltensweise neu und sind uns unserer Überzeugungen nur zu einem geringen Teil bewusst. Nach diesen »blinden Flecken« richten wir unser Leben maßgeblich aus. Sie wirken wie Magnete: Die einmal verinnerlichten Glaubensmuster erzeugen nun immer wieder die gleichen Erlebens- und Verhaltensmuster, mit denen wir uns identifizieren. Das Bekannte wird beständig wiederholt und somit leider auch die Dramen unserer Kindheit.

Im bekannten Drama fühlt sich unser Unterbewusstsein letztlich »sicherer« als in der unbekannten, und damit risikobehafteten Möglichkeit. Es arbeitet scheinbar gegen uns, wir bleiben sogar in Mustern stecken, die wir ablehnen, wenn wir sie rational betrachten.

Die Geschichte von Marga soll das verdeutlichen: Marga erlebte in ihren Beziehungen immer wieder das Gleiche. Sie verliebte sich Hals über Kopf in Männer, die sie am Anfang hofierten und wie eine Prinzessin behandelten. Diese Idylle hielt jedoch immer nur wenige Monate an. Die anfangs so wohltuende Männlichkeit ihrer Partner nahm Züge an, die Marga mehr und mehr Schwierigkeiten bereiteten: Sie fühlte sich zunehmend eingeengt und kam sich mit der Zeit wie ein Kind vor, das für sich selbst keine Entscheidungen treffen darf. Die Fürsorge hatte ihr anfangs so gutgetan, der Partner hatte ihr all die unangenehmen Dinge im Leben abgenommen – das war ja auch durchaus bequem. Doch mit der Zeit wandelte sich diese Fürsorge in Bevormundung. Bis es zum Eklat kam und Marga jedes Mal tief enttäuscht die Beziehung beendete.

Obwohl sie genau erkannte, was da ablief, und Marga sich vornahm: »Beim nächsten Mann wird alles anders«, wiederholte sie dieses Muster immer wieder. Sie hatte eben eine Schwäche für überfürsorgliche Männer. Dahinter verbargen sich schwächende Glaubenssätze wie zum Beispiel: »Ich kann meine Angelegenheiten nicht alleine regeln«, oder: »In einer Beziehung muss einer das Sagen haben«. Nicht ihr wacher Verstand suggerierte Marga diese Überzeugungen, sondern ihr sicherheitsbedürftiges Unterbewusstsein.

Festgefahrene Verhaltensmuster hemmen also die Entwicklung eines gesunden Risikobewusstseins und damit persönliches Wachstum. Wenn wir jedoch einen Zustand der Zufriedenheit und des Glücks empfinden möchten, brauchen wir Mittel und Wege, die es uns ermöglichen, immer wieder Gelegenheiten zu nutzen, die Komfortzone zu verlassen und uns bewusst neuen Herausforderungen zu stellen. Letztendlich ist auf diese Weise die Aussicht größer, einen wirklichen Erfolg zu erlangen, der uns wachsen lässt.

Wir brauchen Herausforderungen, denen wir uns gewachsen fühlen

All die Energie, die wir für unsere Ängste, Befürchtungen und Vermeidungen aufwenden, könnten wir gewinnbringender und effektiver für unser Wohlbefinden einsetzen. Die Klopfakupressur kann dabei eine große Hilfe sein, sowohl bei der Auflösung vergangener und gegenwärtiger negativer Emotionen als auch beim Aufbau von neuen Denkmustern und positiven inneren Haltungen in Bezug auf unsere Zukunft.

Wir sind im Grunde unserer Seele an persönlichem Wachstum interessiert. Wir brauchen Herausforderungen. Und wir brauchen eine reelle Chance, diese zu meistern. Darin liegt die Kunst: Unsere Komfortzone achtsam und bewusst so zu erweitern, dass sie in unserem Leben Spannung zulässt, ohne dass wir diese als allzu bedrohlich empfinden. Doch wie können wir das erreichen?

Es ist zunächst hilfreich, sich der eigenen heute bestehenden Grenzen bewusst zu werden. Mithilfe der Klopfakupressur können Sie dann nach und nach die Muster und Ängste auflösen, die Sie unnötig in Ihrer Komfortzone festhalten. Je weniger Sie gegen innere Widerstände anzukämpfen haben, desto mehr Energie und Kreativität steht Ihnen für freudige, lebensbejahende Vorhaben zur Verfügung.

Wie ich mein bestehendes Glaubenssystem erkenne

Wie finden Sie nun am besten heraus, nach welchen Mustern und Denkgewohnheiten Sie persönlich leben? Einige sind Ihnen sicherlich bewusst, Sie können sich von den negativen und einschränkenden Glaubenssätzen gleich mithilfe der Klopfakupressur verabschieden. Doch wie steht es mit den unbewussten Mustern? Wie bekommen Sie Zugang zu diesen? Sie können ihnen auf die Spur kommen, indem Sie sich Zeit nehmen, um sich zu den folgenden Anregungen Gedanken zu machen.

Nutzen Sie zum Beispiel einen ruhigen Abend, an dem Sie etwa ein bis zwei Stunden Zeit zur Verfügung haben. Nehmen Sie Papier und Stift zur Hand und lassen Sie einfach Ihre Gedanken zu folgenden Fragestellungen fließen:

- Welche Sätze haben Sie in Ihrem Elternhaus vermehrt gehört, die einschränkende oder auch positive Überzeugungen in Ihnen wachgerufen haben könnten? Zum Beispiel:
  - »*Dir ist eben nicht zu helfen.*«
  - »*Lass mich das machen, das kannst du sowieso nicht, dazu bist du zu dumm/tollpatschig/klein* ...«
  - »*Sei vorsichtig, das ist doch viel zu gefährlich.*«
  - »*Lass dich besser nicht auf ein Abenteuer/solche Leute... ein.*«
  - »*Du darfst nur dann reden, wenn du gefragt wirst.*«
  - »*Du machst mich unglücklich/traurig/krank.*«

Positive Sätze könnten etwa so lauten:

- »*Du bist meine Beste, toll machst du das.*«
- »*Ich bin so stolz auf dich.*«
- »*Probier es einfach aus, nur die Erfahrung bringt dich weiter.*«
- »*Du schaffst das schon, ich vertraue dir voll und ganz.*«
- »*Wir stehen immer hinter dir.*«

Haben Sie vielleicht schon beim Lesen dieser Beispiele spüren können, wie unterschiedlich die negativen und die positiven Sätze jeweils auf Ihr Energiesystem wirken? In meiner Praxis erlebe ich fast täglich, wie sehr auch heute noch gerade Frauen einschränkende Überzeugungen und Glaubensmuster entwickelt haben, die sie in einer schwachen Position festzuhalten scheinen. Dies geschieht zum Teil durch eine übermäßige Vorsicht vieler Eltern einem Mädchen gegenüber. Es wird generalisierend als schwächer und hilfloser gesehen und entsprechend behandelt, auch in Situationen, in denen dies überhaupt nicht angebracht ist. Zum Teil ist es noch die alte, tiefverwurzelte Überzeugung, dass Frauen gewisse Dinge nicht können oder dürfen, wozu sie jedoch sehr wohl in der Lage sind. Die noch heute vorherrschende Minderwertigkeit der Frau in vielen Ländern zeigt deutlich, wie schwierig es ist, diese jahrtausendealten Muster aufzuweichen. Es gibt noch viel für uns zu erreichen und jede einzelne Frau kann dazu beitragen, in ihrem kleinen Umfeld zunächst den eigenen einschränkenden Glaubensmustern die Grundlage zu nehmen. Wir fangen mit einer Veränderung also am besten bei uns selbst an und vergegenwärtigen uns eigene, vielleicht unbewusst übernommene Haltungen und Lebensweisheiten.

- Welche allgemeinen »Lebensweisheiten« haben Sie verinnerlicht? Zum Beispiel:
  - *»Jeder hat sein Päckchen zu tragen.«*
  - *»Freu dich lieber nicht zu früh, das erspart dir eine Enttäuschung.«*
  - *»Das Leben ist kein Zuckerschlecken.«*
  - *»In dieser Welt ist eben auf niemanden Verlass.«*
  - *»Halt dich lieber zurück, dann machst du wenigstens nichts falsch.«*
  - *»Vertrauen ist gut, Kontrolle ist besser.«*
  - *»Von nichts kommt nichts, ohne Fleiß kein Preis.«*

Auch hier gibt es positive Beispiele:
  - *»Wer weiß, wofür es gut ist ...«*
  - *»Wer wagt, gewinnt.«*
  - *»Es ist noch kein Meister vom Himmel gefallen.«*
  - *»Einen Versuch ist es immer wert.«*
  - *»Alles hat auch seine positive Seite.«*

- Welche Lebensmuster hat Ihre Familie ausgelebt, ob gewollt oder ungewollt, von denen Sie heute sagen: »Ich kannte es nicht anders, so war das eben bei uns«?
  War zum Beispiel während Ihrer Kindheit eine Bezugsperson zu Hause und hat für Sie gesorgt oder waren Sie im Hort oder ein sogenanntes Schlüsselkind? Welche Gesprächsthemen dominierten in Ihrer Familie? Waren es eher die positiven Ereignisse des Tages, oder ging es um die neuesten Katastrophen, um Tratsch oder um Gemeinheiten bzw. »Dummheiten« anderer Menschen? Haben Sie die Stim-

mung als harmonisch empfunden oder gab es oft Streit und Auseinandersetzungen? Wurden Sie in Ihrem Wesen und in Ihren Interessen gefördert, hatten Sie die Möglichkeit, Ihr Leben auf kreative Art und Weise zu gestalten oder mussten Sie einfach nur funktionieren, damit der Tagesablauf möglichst wenig gestört wird? Wurde extrem darauf geachtet, nach außen die Fassade zu wahren, hatten Sie vielleicht auch nur das vage Gefühl, schweigen zu müssen, damit nichts ungewollt nach außen dringt?
Gab es viele Kontakte nach außen, mit Freunden und Gleichgesinnten, oder lebte Ihre Familie eher zurückgezogen? Welche positiven Werte wurden Ihnen durch Ihre Eltern vermittelt, was fanden sie gut, was waren sie bereit zu unterstützen? Welche schwächenden Werte wurden Ihnen vermittelt? In welchen Bereichen wurden Sie als Mädchen anders behandelt als Jungen? Durften Sie sich schmutzig machen? Durften Sie besonders lebhaft sein? Durften Sie Ihre Gefühle, wie zum Beispiel Wut oder Traurigkeit, ausdrücken? Wie verbrachten Sie Ihre Freizeit? Gab es gemeinsame Aktivitäten mit der Familie oder ging jeder seinen eigenen Weg?

- Was fürchten Sie in Ihrem Leben am meisten? Welches sind die Dinge oder Ereignisse, die Ihnen am meisten zu schaffen machen? Bei welchen Gelegenheiten fühlen Sie sich unsicher? Welche Dinge vermeiden Sie und aus welchen Gründen tun Sie dies?
- Gibt es in Ihrem bisherigen Leben bestimmte Ereignisse, die sich öfter wiederholt haben, fast so, als würden sie einem bestimmten Muster folgen? Was bezeichnen Sie als typisch für sich?
- Wie gestalten sich Ihre Beziehungen zu anderen Menschen? Was ist typisch an ihnen? Welche Art von Menschen haben Sie um sich? Zum Beispiel lustige, fröhliche, nachdenkliche, spirituelle, sportliche, faule oder kreative Menschen?

- Was verteidigen Sie in Ihrem Leben ganz vehement? Bei welchen Werten oder Vorstellungen lassen Sie sich auf keinerlei Kompromisse ein?
- Was tun, denken oder erfahren Sie immer wieder, ganz egal ob gewollt oder ungewollt?
- Was bekommen Sie von anderen Menschen immer wieder zu hören? Was wird Ihnen immer wieder vorgehalten oder worin werden Sie fortlaufend bestätigt?

Dies sind nur einige Anregungen, die es Ihnen erleichtern, sich über Ihre Komfortzone klarer zu werden. Lassen Sie Ihren Gedanken und Erinnerungen freien Lauf, denn alles, was Ihnen dabei in den Sinn kommt, hat seinen Wert. Alles, was mit Emotionen behaftet ist, verdient besondere Aufmerksamkeit. Beginnen Sie einfach, ohne den Anspruch, die Fragen vollständig zu beantworten. Es geht nicht darum, eine Liste in einem Zug fertigzustellen, sondern darum, Gedanken zu sammeln und zu reflektieren.

Geben Sie sich die Möglichkeit, Ihre Notizen jederzeit zu erweitern, wann immer Ihnen hierzu etwas einfällt. Und Sie werden sehen: Allein dadurch, dass Sie beginnen, sich mit diesen Fragen zu beschäftigen, wird Ihnen in nächster Zeit mehr und mehr dazu einfallen. Ihre Aufmerksamkeit ist nun darauf ausgerichtet und sie wird Ihnen die Antworten »wie zufällig« zukommen lassen.

Glaubenssätze, für die Frauen empfänglich sind

Aus unzähligen verschiedenen Faktoren, bewussten und unbewussten, haben sich also Ihre persönlichen verinnerlichten Glaubenssätze entwickelt. Ihr Wesen ist einzigartig, niemand anders hat die gleiche Vergangenheit wie Sie. Und dennoch teilen wir etliche unserer auf so individuelle Weise entstandenen inneren Überzeugungen mit anderen Frauen.

Das hat nicht nur mit unserem eigenen Erleben zu tun. Da alles Energie und Information ist, sind wir eben auch empfänglich für die vielen Schwingungen, die in der Vergangenheit erzeugt wurden. Alles, was unsere Kultur und Geschichte hervorgebracht hat, ist in diesem unendlichen Energiefeld in Form von Schwingung vorhanden, und seine kollektiven Auswirkungen beeinflussen jede von uns.

Das neue Frauenbild, das wir in unserer Kultur seit einigen Jahrzehnten aufzubauen versuchen, ist entwicklungsgeschichtlich gesehen noch recht jung. Wir blicken auf eine lange Geschichte zurück, in der die Frauen als das schwache Geschlecht galten. Dieses Bild hält sich hartnäckig, obwohl sich äußerlich schon viel verändert hat. Frauen werden heute die gleichen Rechte wie Männern zugestanden. Dennoch erschwert die noch vorhandene traditionelle Rollenverteilung den Alltag für viele von ihnen. Doppel- und Dreifachbelastungen sind an der Tagesordnung. Das Burn-Out-Syndrom trifft häufig Frauen, die trotz Überbelastung ihre Aufgaben perfekt erfüllen möchten.

Die alte Denkweise spiegelt sich natürlich auch in unseren Glaubenssystemen wider:

- Wir halten uns für zu schwach,
- wir fühlen uns nicht wertvoll genug,
- wir meinen, etwas »nicht verdient« zu haben,
- wir versorgen zunächst alle anderen, erst dann kümmern wir uns um unsere eigenen Bedürfnisse,
- wir fühlen uns verantwortlich für das Glück der anderen,
- wir zweifeln an unseren Fähigkeiten,
- wir zweifeln an unserem Durchsetzungsvermögen.

Die folgenden negativen Glaubenssätze sind bei Frauen sehr verbreitet, was meine Erfahrungen in der Praxis immer wieder bestätigen:

- *»Ich bin nicht gut genug.«*
- *»Ich bin nicht liebenswert.«*

- *»Ich fühle mich schuldig.«*
- *»Die Menschen sind nicht vertrauenswürdig, ich kann mich nur auf mich selbst verlassen.«*
- *»Die Welt ist gefährlich, ich muss auf der Hut sein.«*
- *»Ich bin erst dann liebenswert/o.k., wenn ich es perfekt mache.«*

Wenn diese Kernüberzeugungen tief verinnerlicht sind, haben sie einen sabotierenden Einfluss auf neue Vorhaben. Trotz großer Anstrengung läuft dann im Hintergrund ein sich wiederholendes Muster ab, das uns daran hindert, in unserer Kraft zu sein und ureigene, freie Entscheidungen zu treffen.

Ungelöste seelische Konflikte erzeugen Blockaden, die uns in unsere Schwäche bringen und dort halten. Die gute Nachricht ist: Wir können die Schwingung in uns selbst verändern und zum Positiven wenden und so ein Leben im Einklang mit bewusst geschaffenen Werten und Vorstellungen erreichen. Nach und nach können wir die schwächenden unbewussten Glaubenssätze aufdecken und mithilfe der Klopfakupressur auflösen. Wir können unser Leben tatsächlich freier gestalten und dabei einen ganz neuen Selbstwert erleben.

Aus der Reflexion über das Aussehen Ihrer Komfortzone erschließen sich für Sie viele Möglichkeiten für die Klopfakupressur. Wenn ich Ihnen im nächsten Kapitel die einzelnen Schritte der Klopfakupressur nahebringe, dann haben Sie im Hinterkopf schon eine Idee, mit welchen Themen es sich lohnen würde zu beginnen. Am besten wenden Sie sich zu Beginn kleineren, spezifischen negativen Ereignissen zu, damit Sie Vertrauen gewinnen. Schnell werden Sie sich dann auch an schwerere oder komplexere Themen wagen können. Ich wünsche Ihnen viel Erfolg dabei.

3

Erfolgreiche Anwendung der energetischen Klopfakupressur

»Wird der Schmerz von Achtsamkeit umarmt,
beginnt diese den Schmerz zu durchdringen und umzuwandeln,
wie die Sonnenstrahlen eine Blumenknospe durchdringen
und ihr zum Blühen verhelfen.
Wenn die Achtsamkeit etwas Schönes berührt,
offenbart sie dessen Schönheit.
Wenn sie etwas Schmerzvolles berührt,
wandelt sie es um und heilt es.«

Thich Nhat Hanh

In diesem Kapitel mache ich Sie mit der Grundtechnik der Klopfakupressur vertraut. Der Ablauf ist relativ einfach, Sie können sie anhand meiner Anleitung unmittelbar durchführen. Sammeln Sie gleich Ihre ersten Erfahrungen bei der Auflösung von negativen Emotionen! Nach und nach können Sie dann Ihr Repertoire erweitern, um die vielfältigen Anwendungsmöglichkeiten der Klopfakupressur auszuschöpfen. Mit den ersten Schritten und der Behandlung von einfachen Themen gewinnen Sie gleich die nötige Sicherheit und das Vertrauen, das Sie motivieren wird, weiterzumachen. Die besten Ergebnisse erreichen Sie mit einer Einstellung, die von Neugier und Enthusiasmus geprägt ist. Selbst wenn Sie sich noch nicht sicher sind, ob Sie alles richtig machen, beginnen Sie einfach. Eine eventuell vorhandene Unsicherheit oder Skepsis können Sie gleich als Thema bearbeiten, denn auch solche negativen Gedankengänge und Emotionen können gelöst werden.

Vergegenwärtigen wir uns zuvor nochmals den Leitsatz von Gary Craig:

»Die Ursache aller negativen Emotionen ist eine Störung im körpereigenen Energiesystem.«

Also machen wir uns auf die Entdeckungsreise zu den Störungen im Energiesystem, um sie mit Klopfakupressur zu lösen und damit unser Energiesystem wieder auszugleichen. Wie können solche Störungen nun aussehen, welche Formen können sie annehmen?

Geeignete Themen für die Klopfakupressur

Gary Craig, der Begründer der EFT-Klopfakupressur, hat immer wieder dazu angeregt: »Try it on everything«, »Versuch es bei allem« – und dazu möchte ich Sie ebenfalls ermuntern: Die Klopfakupressur können Sie bei allen emotionalen, mentalen, und körperlichen Themen anwenden, einen Versuch ist es immer wert.

Ich ziehe zwischen diesen Kategorien keinen strikten Trennungsstrich, denn mentale und körperliche Themen sind mit negativen Emotionen verknüpft, genau so, wie sich emotionale Themen schließlich auch in körperlichen Beschwerden äußern können. Allen gemeinsam ist, dass wir sie als belastend empfinden, und deshalb steht für mich stets die jeweilige Belastung in Verbindung mit den damit verknüpften Gedanken und

Emotionen im Vordergrund, selbst bei (scheinbar) rein körperlichen Themen.

Die Klopfakupressur hat sich bei der Auflösung von Ängsten, Phobien und Panikattacken sowie bei belastenden, traumatischen Erinnerungen als sehr effektiv herausgestellt. Alle stressbedingten Themen, seien sie körperlich oder psychisch, haben mit Klopfakupressur eine gute Chance auf Linderung oder Symptomfreiheit, hierzu gehören auch funktionale Beschwerden. Sogar bei Schmerzen, Allergien und vielen weiteren körperlichen Beschwerden hat sie sich als erstaunlich erfolgreich erwiesen. Bitte bedenken Sie jedoch, dass die Klopfakupressur einen Arztbesuch nicht ersetzen kann. Sie sind für sich selbst verantwortlich und sollten unklare Symptome immer zunächst mit Ihrem Arzt abklären. Begleitend und unterstützend können Sie sie natürlich jederzeit anwenden. Das ist ja das Wunderbare, sie lässt sich mit vielen herkömmlichen und neuen Therapieformen kombinieren.

Hier einige bewusst bunt gemischte Themenbereiche, die erfolgreich beklopft werden können, damit Sie erkennen, wie breit das Spektrum der Möglichkeiten ist. Mögen diese Beispiele Ihre Phantasie weiter beflügeln, sich auch an ungewöhnliche Themen zu wagen:

- Stress und alle damit verbundenen Symptome
- Schlafstörungen
- Schmerzen, Kopfschmerzen und andere körperliche Beschwerden
- Allergien, Unverträglichkeiten
- Gewichtsreduktion
- übermäßiges Verlangen (Kaffee, Zigaretten, Süßigkeiten, Alkohol etc.)
- Ängste aller Art, Phobien, Zukunftsangst
- Menstruationsbeschwerden, Prämenstruelles Syndrom
- mangelhaftes Selbstwertgefühl

- sportliche oder berufliche Erfolgsblockaden
- negative Emotionen jeder Art, wie Wut, Angst, Schuld, Trauer, Scham …
- Partnerschaftsprobleme
- schlechte Gewohnheiten
- Nicht-verzeihen-Können
- Selbstwertprobleme
- Förderung Ihrer Fähigkeiten und Eigenschaften
- Verbesserung der Gedächtnisleistung, kreative Leistungen

Die Grenzen der Klopfakupressur liegen meines Erachtens weniger in der Methode selbst, sondern vielmehr in unserer begrenzten Vorstellungskraft und in unserer Unsicherheit, dass wir etwas falsch machen könnten. Es ist immer einen Versuch wert, unser Leben durch die Klopfakupressur einfacher und friedlicher zu machen.

Wenn Sie einmal Feuer gefangen haben, dann öffnen Sie sich für einen neuen Weg. Und Sie werden diese Methode möglicherweise in Ihr tägliches Leben integrieren wollen. Dazu bekommen Sie im Laufe der nächsten Kapitel vielerlei Anregung und Unterstützung. Mit der Lektüre dieses Buches haben Sie den ersten Schritt getan in ein Leben, das Ihnen auf sanfte Weise mehr Freiraum ermöglicht.

Körperliche und emotionale Themen

In der westlichen Welt unterscheiden wir zwischen emotionalen und körperlichen Krankheiten. Körperliche Themen sind häufig mit Missempfindungen wie Schmerz oder Juckreiz verbunden. Diese körperlichen Beeinträchtigungen rufen bei der betroffenen Person nahezu unweigerlich negative Emotionen hervor, sie ist vielleicht deprimiert oder verärgert oder verspürt Angst. Andererseits können wir emotionale Themen oft auch auf körperlicher Ebene in irgendeiner Form wahrnehmen. Vor lauter Angst kann es mir die Kehle zuschnüren und Wut kann ich meist im Bauch deutlich wahrnehmen, Traurigkeit tut mir vielleicht im Herzen weh. Betrachten Sie allein das Wort »Schmerz«: Wir verwenden es sowohl für körperliche als auch für emotionale Empfindungen. Eine Person, die schmerzlich den Verlust eines Partners betrauert, nimmt dieses meist auch körperlich als Schmerz im Herzen wahr.

Wenn Sie also ein Thema bearbeiten möchten, beziehen Sie am besten immer emotionale und körperliche Aspekte mit ein. Seien Sie auch hier spezifisch. In diesem Buch liegt der Fokus auf Emotionen, da ich der Ansicht bin, dass bei jedem körperlichen Thema unbewältigte emotionale Belastungen eine große Rolle spielen. Dennoch können Sie bei körperlichen Themen auf die gleiche Art und Weise verfahren: Wo genau spüren Sie das körperliche Unbehagen und auf welche Art und Weise spüren Sie es? Spüren Sie es nur, wenn Sie eine bestimmte Bewegung durchführen oder nur zu bestimmten Tageszeiten? All das gibt Ihnen die Informationen, die Sie für eine erfolgreiche Bearbeitung nutzen können. Wenn Sie unter Kopfschmerzen leiden und diese mit Klopfakupressur behandeln möchten, könnten Sie beispielsweise auf folgende Aspekte achten:

Klopfakupressur kann emotionale, körperliche und mentale Belastungen lösen.

Sind die Kopfschmerzen zum Beispiel nur oben auf der linken Seite des Schädels, spüren Sie sie als Pochen, als Reißen oder als Klopfen? Lediglich zu bestimmten Tageszeiten oder nur, wenn Sie bestimmte Nahrungsmittel zu sich nehmen? Ihr Empfinden und Ihre Einschätzung sind entscheidend und auch Ihre ganz individuelle Art, diese in Worte zu fassen.

Grenzen der Selbstbehandlung

Natürlich gibt es einige Themen und Beschwerden, bei denen Sie die begleitende Hilfe einer EFT-Therapeutin oder einer Klopfakupressur-Spezialistin in Anspruch nehmen sollten. (Der Einfachheit halber verwende ich in diesem Buch generell die weibliche Form, damit beziehe ich jedoch auch das männliche Geschlecht mit ein.) Hierzu gehören schwere und chronische Krankheiten, Depressionen und Suchtthemen wie Alkohol- oder Tablettenabhängigkeit. Auch bei schweren Traumata wie zum Beispiel Missbrauch oder Katastrophen sollten Sie sich einer Therapeutin anvertrauen.

Weiterhin gibt es Themen, die sich als zu komplex für die Lösung in Selbsthilfe erweisen. Wenn viele unbewusste Inhalte und Aspekte mit einer Thematik verbunden sind, stoßen wir bei der Selbstanwendung eventuell an Grenzen. Dann löst sich zum Beispiel ein Thema nicht zu Ihrer Zufriedenheit oder es taucht immer wieder auf. Wir sind nun einmal blind für bestimmte Bereiche, unser Unterbewusstsein möchte uns schützen und greift daher zu verschiedenen Abwehrmechanismen. Die Unterstützung durch eine erfahrene Therapeutin kann den Durchbruch bringen. Nutzen Sie dies, wenn Sie mit einem belastenden Thema nicht so recht weiterkommen.

Der Ablauf der energetischen Klopfakupressur

Bevor Sie beginnen, sollte Ihr Körper genügend mit Wasser versorgt sein, damit Ihr Energiesystem empfänglich ist für die Impulse, die Sie an den Akupressurpunkten setzen. Diese Voraussetzung ist so einfach und banal, dass wir ihre Bedeutung meist unterschätzen.

Wasser macht Ihr Energiesystem empfänglicher

Wenn wir klopfen, arbeiten wir mit Energie. Natürliches mineralhaltiges Wasser leitet die energetischen Impulse sehr gut. Unser Körper besteht zum größten Teil aus Wasser, bei Säuglingen zu etwa 90 Prozent, bei Erwachsenen schrumpft der Anteil langsam auf etwa 70 bis 80 Prozent. Trinken Sie am besten Mineralwasser oder energetisiertes Leitungswasser ohne Kohlensäure, um einem Wassermangel vorzubeugen, denn sowohl ein solcher als auch ein Mineralstoffmangel kann gute Ergebnisse bei der Klopfakupressur verhindern. Dies ist einer der möglichen Gründe für ein sogenanntes »Switching«, eine neurologische Desorganisation, die zur Folge hat, dass die linke und rechte Gehirnhälfte nicht optimal zusammenarbeiten. Auf die Problematik eines Switching und die Möglichkeiten der Behandlung werde ich in diesem Kapitel noch genauer eingehen.

»Das Prinzip aller Dinge ist das Wasser, denn Wasser ist alles und ins Wasser kehrt alles zurück.«
Thales von Milet

Ihre Körperenergie dankt es Ihnen innerhalb kurzer Zeit, wenn Sie sich mit genügend Wasser und Mineralien versorgen. Dennoch gerät diese Tatsache häufig in Vergessenheit – vielleicht gerade weil sie so unkompliziert und günstig umzusetzen wäre. Tee, Kaffee, Saft und Limonade sind leider kein Ersatz für Wasser, im Gegenteil: Kaffee und schwarzer Tee dehydrieren Sie noch zusätzlich, dann benötigen Sie sogar noch mehr Wasser, um den Flüssigkeitsverlust wieder auszugleichen.

Schritt 1: Einstimmung auf ein gewähltes Thema

Bestimmen Sie nun möglichst exakt ein belastendes Thema, das Sie bearbeiten möchten. Es kann ein körperliches, emotionales oder mentales Thema sein. Wichtig ist, dass Sie es möglichst genau benennen und zunächst herausfinden, wie sich das Thema bei Ihnen zeigt und welche Emotion es in Ihnen auslöst. Das Thema selbst belastet ja vor allem durch die ganz persönliche Bedeutung, die Sie ihm beimessen, und damit durch die Emotionen, die diese Thematik oder dieses Ereignis bei Ihnen auslöst.

Je klarer, spezifischer und lebendiger Ihre Formulierung ist, desto erfolgreicher werden Sie voraussichtlich sein. Themen wie »Ich fühle mich immer so einsam« oder »Ich kann es nie jemandem recht machen« sind zu global oder für den Anfang zu komplex. Wählen Sie ein klar abgegrenztes Thema, wie etwa diese Beispiele:

Das Thema sollte möglichst klar und detailliert beschrieben werden und Sie mit Ihrer Emotion in Verbindung bringen.

»Ich bin wütend, weil mein Freund gestern vor unseren Freunden über meine Schusseligkeit gelacht hat.«

»Ich fühle mich schuldig, wenn ich in der Arbeit keine Überstunden mache.«

»Ich habe so eine Angst, dass ich bei der anstehenden mündlichen Abschlussprüfung vor lauter Aufregung kein Wort herausbringe und anfange zu stottern oder rot werde ...«

»Ich habe beim Stehen pulsierende Schmerzen in meinem rechten Knie und dadurch fühle ich mich hilflos.«

Schritt 2: Den Belastungswert einschätzen

Wenn Sie sich auf Ihr Thema eingestimmt haben, nehmen Sie auf einer imaginären Skala von 0 bis 10 eine Einschätzung vor: Wie stark belastet mich dieses Thema *jetzt im Moment*? Es ist Ihre subjektive Einschätzung, der Wert 0 steht dabei für eine nicht vorhandene Belastung, der Wert 10 für eine Belastung, die Sie kaum mehr aushalten. Die Belastung wird auch als »SUD-Wert« bezeichnet. Die Abkürzung steht für »Subjective Unit of Distress«, aus dem Englischen übersetzt also die »subjektive Stresseinheit«.

Der Wert sollte die Belastung angeben, die *momentan* beim Gedanken an dieses Thema besteht. Ausgangspunkt ist immer das Gefühl, das Sie zum jetzigen Zeitpunkt verspüren, wenn Sie sich innerlich auf dieses Thema einstimmen und nicht jenes, welches Sie zu der Zeit empfunden haben, als es geschehen ist. Wenn es Ihnen schwerfällt, einen Wert anzugeben, dann können Sie sich die folgende Frage stellen: Wenn ich wüsste, wie sehr es mich jetzt im Moment belastet, wie hoch wäre dann der Wert? Nehmen Sie die Antwort, die Ihnen als Erstes in den Sinn kommt, denn sie kommt aus Ihrem Unterbewusstsein, das immer als Erstes antwortet, bevor der Verstand sich einschaltet.

Die momentane Belastung ist entscheidend.

Schritt 3: Die Einstimmung zur Förderung der Selbstakzeptanz

Dieser Schritt wird in die Abfolge eingefügt, um eine eventuell vorhandene *psychologische Umkehr* (kurz PU) aufzulösen, die mit Ihrer Problematik in Verbindung steht. Was ist mit einer psychologischen oder psycho-energetischen Umkehr gemeint?

Unsere unbewussten Verhaltensmuster sabotieren häufig unser ehrliches Bemühen, Veränderung zu bewirken oder unserem Leben eine neue Richtung zu geben. Wir wollen das Eine, tun aber unbewusst alles Mögliche, das diesem Ziel entgegensteht. Sie möchten zum Beispiel mehr Zeit in der Natur an der frischen Luft verbringen, planen Ihre Vorhaben jedoch auf eine Art und Weise, die das unmöglich macht, weil Sie sich abhetzen müssen. Sie möchten sich besser ernähren, können aber nicht am Bäcker vorbeigehen, ohne sich ein Stück Kuchen mitzunehmen, obwohl Sie sich vorgenommen haben, eine Zeitlang darauf zu verzichten. Hinterher bereuen Sie Ihr Verhalten und machen sich Vorwürfe, weil Sie wieder schwach geworden sind.

Im vorherigen Kapitel bin ich näher auf die Entstehung von negativen Glaubensmustern eingegangen. Dieses von uns nicht bewusst wahrgenommene negative Denken kann unsere energetische Polarität im Körper umkehren, die Meridianenergie verläuft dann in entgegengesetzter Richtung. Das kann einen einzelnen Meridian oder auch das gesamte Meridiansystem betreffen. Es wird geschätzt, dass etwa 30 bis 40 Prozent der emotionalen Probleme mit einer PU verbunden sind. Sie lösen diese in den meisten Fällen mithilfe des Einstimmungssatzes auf. Wenn wir dies nicht tun, wirkt die Klopfakupressur vielleicht nicht oder nur eingeschränkt oder das Problem taucht immer wieder auf.

Eine psychologische Umkehr entspringt unbewusstem, negativem Denken.

Übermäßige Zaghaftigkeit, Launenhaftigkeit oder Skepsis, auch all die »aber …«-Argumentationen können auf eine PU hinweisen, und daher ist es gut, wenn man diese anfangs gleich als Thema behandelt. Bei chronischen Erkrankungen, Depressionen und Suchtthemen liegen fast immer eine oder sogar mehrere psychologische Umkehrungen vor.

Oft nehmen wir eine Haltung der Selbstanklage an, wenn wir uns in einer schwierigen Lage befinden. Wir sind nicht zufrieden mit uns, akzeptieren uns nicht mit dieser Belastung oder mit diesem Leiden und versuchen, es von uns zu schieben. Durch diese Reaktion verbinden wir uns jedoch nur noch stärker mit dessen negativer Energie. Der Einstimmungssatz ermöglicht es Ihnen, sich zunächst einmal trotz dieses Themas anzunehmen und zu achten. Sie gehen dabei folgendermaßen vor:

Klopfen Sie mit den Fingern der einen Hand die Handkante der anderen Hand, während Sie dreimal einen Satz der Selbstakzeptanz aussprechen.

Damit bringen Sie Ihren Dünndarmmeridian ins Gleichgewicht. Dessen Stimulierung erleichtert positive Veränderungen im Denken und Verhalten. Wenn Sie unabhängig von der Klopftechnik gerne mit positiven Affirmationen arbeiten, so ist es von Vorteil, wenn Sie dabei den Dünndarmmeridian an der Handkante klopfen.

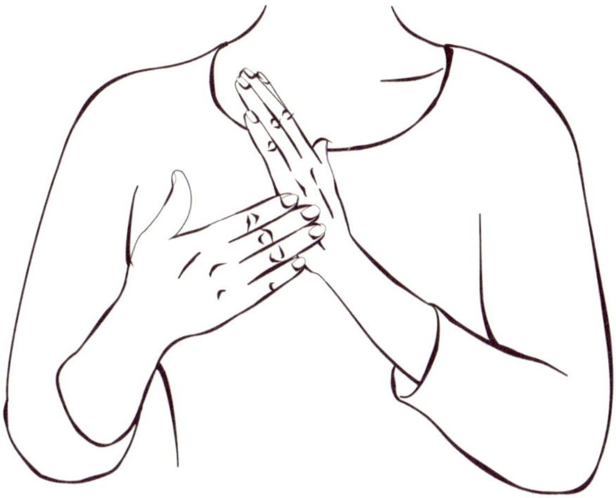

Abb. 1: Handkantenpunkt

Alternativ können Sie durch Reiben den sogenannten »sensiblen Punkt« stimulieren. Er liegt auf der linken Seite der Brust zwischen der zweiten und dritten Rippe, und wie der Name schon sagt, ist dieser Bereich empfindlich, wenn Sie ihn reiben. Dort befindet sich ein neurolymphatischer Reflexpunkt, der das Lymphsystem und damit Ihre Entgiftung aktiviert. Er wird auch »wunder Punkt« oder »heilender Punkt« genannt. Testen Sie bei sich selbst aus, welchen Punkt Sie bevorzugen, den Handkantenpunkt oder den sensiblen Punkt.

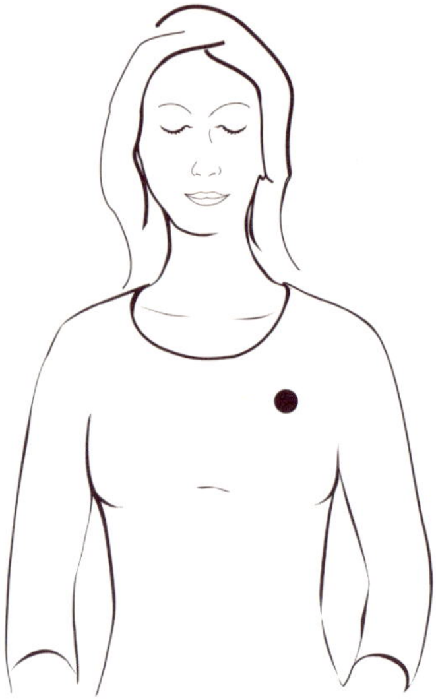

Abb. 2: Sensibler Punkt

Nun formulieren Sie nach folgendem Muster einen Einstimmungssatz, den Sie dreimal aussprechen:

»*Auch wenn ich* ... (dieses Thema habe), *dennoch liebe und akzeptiere ich mich von ganzem Herzen.*«

Ein Beispiel:

»*Auch wenn ich wütend bin, weil mein Freund gestern vor unseren Freunden über meine Schusseligkeit gelacht hat, liebe und akzeptiere ich mich von ganzem Herzen.*«

Sie können auch gerne einen ähnlichen Satz verwenden, mit dem Sie Ihre Selbstakzeptanz bekräftigen. Vielleicht gefällt Ihnen eine dieser Formulierungen:

»*Auch wenn ..., achte ich mich / mein Wesen und nehme mich an, so wie ich bin.*«

»Auch wenn ..., bin ich vollkommen in Ordnung.«

»Auch wenn ..., bin ich ein wertvoller Mensch.«

Wählen Sie Worte, die Ihrem Wesen entsprechen und die Ihnen guttun. Sagen Sie den Satz aus vollem Herzen, mit Gefühl, eventuell schreien Sie ihn sogar heraus. Wenn sich alles in Ihnen gegen eine bedingungslose Selbstakzeptanz sträubt, dann machen Sie das am besten zu einem Thema, das Sie mit Klopfakupressur bearbeiten. In diesem Fall könnte Ihr Satz zum Beispiel lauten:

Wählen Sie Worte, die Ihrem Wesen entsprechen und sich stimmig anfühlen.

»Auch wenn ich mich nicht lieben und akzeptieren kann, weil ich mir dabei selbstsüchtig vorkäme, achte ich mich und nehme mich an, so wie ich bin.«

Oder:

»Auch wenn ich mich noch nicht annehmen kann, öffne ich mich für die Möglichkeit, *mich irgendwann von* Herzen *anzunehmen, so wie ich bin.«*

Auch hier wählen Sie wieder Ihre eigenen Worte, die für Sie stimmig klingen.

Eine psychologische Umkehr kann sich auch auf andere spezifische Themen beziehen, die Ihr Energiesystem einschränken. Dies können tief liegende Glaubenssätze sein, die zu negativen Kernüberzeugungen über Sie selbst geworden sind. Hier nur einige wenige Beispiele, die häufiger vorkommen, insbesondere bei Frauen:

»Ich kann nicht/darf nicht ... völlig gesund/glücklich sein.«

»Ich habe es nicht verdient, glücklich/gesund zu sein.«

»Es ist nicht sicher für mich/für meine Familie, *wenn ich gesund/glücklich bin.«*

Wenn Sie sich solcher Gedanken bewusst sind oder bei Ihnen eine psychologische Umkehr dieser oder ähnlicher Art vorliegen könnte, machen Sie einen Einstimmungssatz daraus:

»Auch wenn für mich nicht sicher ist, gesund zu sein, aus welchen Gründen auch immer, liebe und akzeptiere ich mich voll und ganz.«

Schritt 4: Die Sequenz zur Befreiung von der Belastung

Jetzt bilden Sie zu Ihrem Thema einen Erinnerungssatz, der in Kurzform nochmals den Einstimmungssatz wiedergibt. Wenn der Einstimmungssatz schon kurz genug ist, so können Sie ihn unverändert übernehmen. Anschließend klopfen Sie nacheinander die Akupunkturpunkte 1 bis 15 (siehe die Abbildungen 3 bis 5, S. 54 ff.) und sprechen den Erinnerungssatz bei jedem Punkt aufs Neue aus, zum Beispiel:

»*Diese Wut in mir, weil mein Freund ...*«

»*Diese Angst, kein Wort rauszubringen ...*«

Sagen Sie bitte »*dieses*« Gefühl und nicht »mein« Gefühl, denn es gehört Ihnen ja nicht und auf diese Weise lösen Sie sich leichter davon. Das Aussprechen selbst ist dabei nicht das Wichtigste. Wesentlich ist, dass Sie innerlich auf das negative Gefühl eingestimmt bleiben, das Sie durch das gleichzeitige Beklopfen der Punkte auflösen möchten.

Je nachdem, in welcher Situation Sie sich befinden, können Sie diesen Satz leise vor sich hin sagen oder auch nur denken. Wenn es Ihnen gelingt, ganz in dem Gefühl zu verweilen, können Sie dies auch tun, ohne den Satz immer wieder aufs Neue auszusprechen. Die Gefahr der Ablenkung ist dabei jedoch größer und Sie verlieren schneller die Verbindung mit Ihrem Thema und mit Ihrer Emotion. Wenn Sie jedoch stark in Ihrer Emotion sind und gar nicht anders können, als »eingestimmt« zu sein, so müssen Sie den Erinnerungssatz nicht unbedingt aussprechen. Klopfen Sie dann beständig alle Punkte, bis die Emotion sich beruhigt und Sie den beschriebenen Ablauf fortsetzen können.

Jeder Punkt wird mit zwei oder drei Fingern etwa sieben bis zehn Mal geklopft, und zwar so, dass Sie es klar spüren können, ohne dabei Schmerzen zu empfinden. Sie können die Punkte auf einer Seite des Körpers klopfen oder während des Ablaufs die Körperseite wechseln, die Punkte liegen ja auf beiden Körperseiten und in der Mitte. Sie können auch gleichzeitig beide

Seiten des Körpers stimulieren. Wenn ich für mich selbst ein Thema lösen möchte, ziehe ich die beidseitige Stimulierung der Punkte vor. Dabei habe ich ein ausbalanciertes Gefühl und erreiche die Meridiane auf beiden Körperseiten gleichzeitig.

Wenn Sie das als angenehm empfinden, können Sie sich auch für einen Klopfrhythmus entscheiden und zum Beispiel im Walzertakt klopfen: Eins zwei drei, eins zwei drei, eins zwei drei, dann stimulieren Sie den nächsten Punkt. Ihre Aufmerksamkeit sollte jedoch nicht so sehr beim Rhythmus sein, sondern bei dem Thema und der damit verbundenen Emotion verweilen. Tut Ihnen ein bestimmter Punkt besonders gut, dann verweilen Sie hier ruhig noch ein bisschen. Ist Ihr Einstimmungssatz etwas ausführlicher formuliert, können Sie schon während des Satzes den Punkt wechseln.

Schenken Sie der negativen Emotion Ihre liebevolle Aufmerksamkeit und klopfen Sie dabei.

Die Beschreibung der einzelnen Klopfpunkte

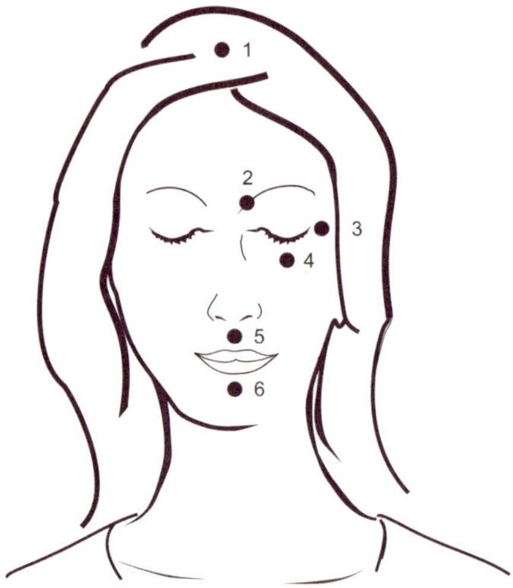

Abb. 3: Punkte im Gesicht

1 Sch – Scheitel
Auf dem höchsten Punkt des Kopfes (Gouverneursgefäß, Verbindungspunkt mit allen Yang-Leitbahnen)

2 AB – Augenbraue
Am inneren Beginn der Augenbraue (Blasenmeridian)

3 SA – Seitlich des Auges
An der Seite des Auges, auf dem Knochen zwischen Augenhöhle und Schläfe (Gallenblasenmeridian)

4 JB – Jochbein
Auf dem Jochbeinknochen mittig unter dem Auge (Magenmeridian)

5 UN – Unter der Nase
Unterhalb der Nase, zwischen Nase und Oberlippe (Gouverneursgefäß)

6 UL – Unter der Unterlippe
Unter der Unterlippe, oberhalb vom Kinn (Zentralgefäß)

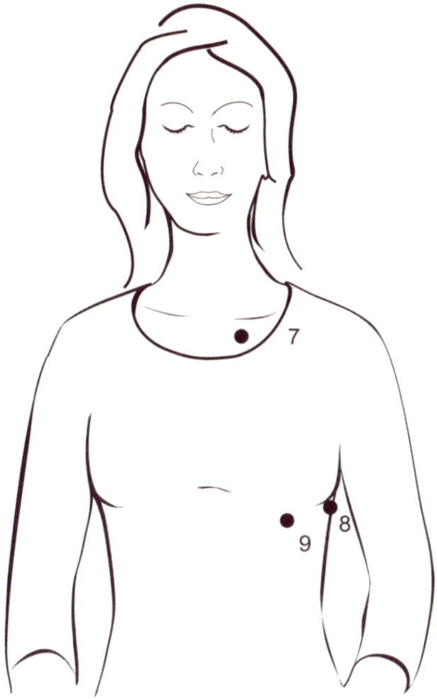

Abb. 4: Punkte am Oberkörper

7 SB – Schlüsselbein
Unterhalb des Schlüsselbeins, in der Vertiefung rechts bzw. links des Brustbeins, mit beiden Händen am besten auf beiden Seiten klopfen (Nierenmeridian)

8 UA – Unter dem Arm
Unter dem Arm, etwa eine Handbreit unter der Achsel auf Höhe des BHs, am besten mit flacher Hand klopfen (Milz-Pankreas-Meridian)

9 RP – Rippenpunkt (optional)
Senkrecht unterhalb der Brustwarze, direkt unter der Brust (dieser Punkt ist optional, für Frauen mit größerer Brust evtl. schwierig zu erreichen und kann auch weggelassen werden) (Lebermeridian)

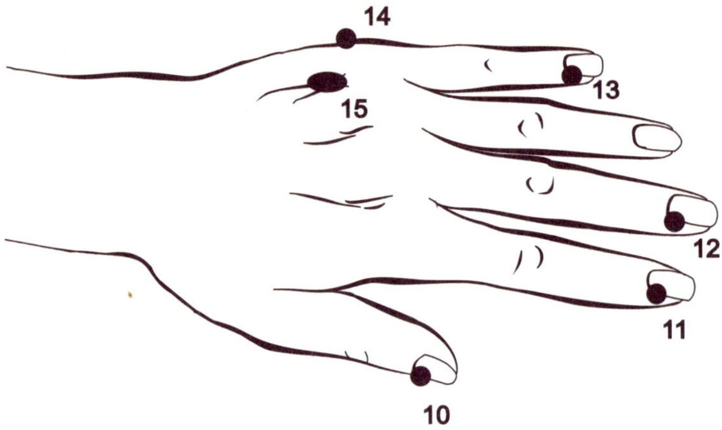

Abb. 5: Punkte an der Hand

10 DP – Daumenpunkt
Am äußeren Nagelfalzwinkel (Lungenmeridian)

11 ZF – Zeigefinger
Am Nagelfalzwinkel der dem Daumen zugewandten Seite (Dickdarmmeridian)

12 MF – Mittelfinger
Am Nagelfalzwinkel der dem Zeigefinger zugewandten Seite (Kreislauf-Sexus-Meridian)

13 KF – Kleiner Finger
Am Nagelfalzwinkel der dem Ringfinger zugewandten Seite (Herzmeridian)

14 HK – Handkantenpunkt
An der Außenkante der Hand (Dünndarmmeridian)

15 GP – Gamutpunkt (Handrückenpunkt)
Auf dem Handrücken, in der Vertiefung zwischen dem Knochen des kleinen Fingers und des Ringfingers (3-facher Erwärmer)

Schritt 5: Die Integrationsübung zur Stabilisierung des Erfolgs

Wenn Sie Ihr Thema mit einer Klopfrunde bearbeitet haben und schon Erleichterung verspüren, so ist es hilfreich, die Integrationsübung oder auch »9-Gamut-Abfolge« durchzuführen, um das Ergebnis zu verbessern und zu stabilisieren. Sie können diese Übung immer wieder zwischen den Klopfrunden einfügen. Durch die Integrationsübung werden beide Gehirnhälften aktiviert, was gewissermaßen eine Art gemeinsames »Einverständnis« mit der emotionalen Erleichterung bewirkt.

Die Integrationsübung kann den Erfolg verbessern und stabilisieren.

Bitte klopfen Sie während der gesamten Integrationsübung den Gamutpunkt auf dem Handrücken und halten Sie Ihren Kopf gerade, während Sie folgende Schritte durchführen:

- Sie schauen zunächst geradeaus, dann schließen Sie Ihre Augen,
- Sie öffnen die Augen,
- Sie sehen so weit wie möglich nach links unten (der Kopf bleibt gerade),
- Sie sehen so weit wie möglich nach rechts unten,
- Sie machen mit den Augen eine volle Drehung im Uhrzeigersinn,
- Sie machen mit den Augen eine volle Drehung entgegen den Uhrzeigersinn,
- Sie summen einige Takte einer Melodie,
- Sie zählen rückwärts von 7 bis 1,
- Sie summen erneut einige Takte einer Melodie.

Diese Integrationsübung wird auch 9-Gamut-Abfolge genannt, weil sie 9 Teilschritte umfasst und dabei die ganze Zeit der Gamutpunkt (auch Handrückenpunkt oder Serienpunkt genannt) beklopft wird – siehe Abbildung auf Seite 58.

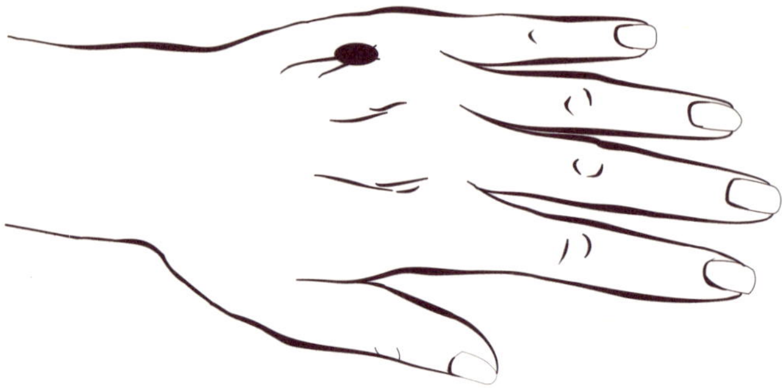

Abb. 6: Gamutpunkt (Handrückenpunkt, Serienpunkt)

Schritt 6: Eine weitere Klopfsequenz durchführen

Wiederholen Sie nun Schritt 4 und klopfen Sie eine weitere Runde.

Schritt 7: Den Belastungswert neu einschätzen

Nach den Klopfrunden schätzen Sie ein, ob sich durch die Klopfakupressur die Belastung verändert hat. Bewerten Sie den neuen Gefühlszustand wieder auf einer Skala zwischen 0 und 10. Es folgen weitere Klopfrunden, bis die Belastung nicht oder kaum mehr vorhanden ist. Wenn die Belastung zum Beispiel anfangs bei 7 lag, kann sie in der ersten Runde auf 5 sinken und in den folgenden 4 Runden langsam auf 2, 1 oder sogar 0 fallen. Das ist individuell sehr unterschiedlich. Selten ist alles mit nur einer Klopfrunde erledigt. Es gibt zwar diese sogenannten »3-Minuten-Wunder«, und ich erlebe sie auch immer wieder bei Klienten, aber das ist nicht die Regel und wir sollten uns nicht durch zu hohe Erwartungen unter Druck setzen.

Wenn die Belastung nur noch gering ist, verändern Sie Ihren Einstimmungssatz zur Selbstakzeptanz entsprechend:

»*Auch wenn ich noch ein bisschen wütend bin, weil ..., nehme ich mich in Liebe an, so wie ich bin.*«

Der Erinnerungssatz lautet dann entsprechend:

»*Diese restliche Wut, weil ...*«

Wenn Sie erfolgreich sind, kann der Belastungswert am Schluss bei 0 oder 1 liegen. Geben Sie sich nicht unbedingt mit einer 3 oder 4 zufrieden, bleiben Sie beharrlich dran, auch wenn es ein paar Runden länger dauern sollte.

Wenn Sie keine Belastung mehr verspüren, prüfen Sie Ihr Ergebnis und versuchen Sie, sich nochmals in die Situation oder die ursprüngliche Emotion hineinzuversetzen. Vielleicht gibt es ja noch einen Aspekt, den Sie noch nicht geklopft haben? Wenn es Ihnen nicht mehr gelingt, sich mit dem ursprünglichen Gefühl oder der Belastung zu verbinden, so können Sie zufrieden mit sich sein.

Hier nochmals die 7 Schritte im Überblick

- 1. Thema wählen und sich darauf einstimmen
- 2. Belastungswert einschätzen (SUD 0 – 10)
- 3. Einstimmungssatz (psychologische Umkehr auflösen)
- 4. Klopfsequenz mit Erinnerungssatz durchführen
- 5. Integrationsübung (9-Gamut-Abfolge) ausführen
- 6. Weitere Klopfsequenz(en) mit Erinnerungssatz durchführen
- 7. Belastungswert neu einschätzen

Dieser Ablauf ist für Ihre ersten Erfahrungen meist ausreichend. Nehmen Sie anfangs klare, leicht eingrenzbare Themen aus der Gegenwart, bei denen es Ihnen leichtfällt, die damit verknüpfte Emotion zu erspüren. In dieser Phase ist Ihre Aufmerksamkeit noch vermehrt beim Prozess. Der Ablauf wird Ihnen nach wenigen bearbeiteten Themen bereits so geläufig sein, dass Sie die Beschreibung nicht mehr benötigen.

So erzielen Sie die beste Wirkung

Für Ihre ersten Erfahrungen mit der Klopfakupressur möchte ich Ihnen im Folgenden einige Hinweise geben, die es für Sie leichter machen, zu erkennen, ob Sie auf dem richtigen Weg sind. Dadurch wird der Ablauf nochmals klarer, effektiver und wahrscheinlich auch kürzer, weil Sie so die häufigsten anfänglichen Fehler vermeiden. Falls Sie am Anfang unsicher sind, ob Sie alles »richtig« machen, so werden die folgenden Hinweise Ihnen dabei helfen, Vertrauen zu gewinnen. Am leichtesten jedoch erlangen Sie Sicherheit, indem Sie einfach mit einem gewissen neugierigen »Anfängergeist« beginnen.

Woran Sie merken, dass Ihr Energiesystem anspricht

Häufig werden Sie bereits während der ersten Klopfrunde gähnen oder einen tiefen Atemzug nehmen. Das ist ein gutes Zeichen und deutet auf eine Erleichterung des Energiesystems hin. Auch kann der Belastungsgrad sich kurzzeitig verstärken, vielleicht zeigt sich ein verborgener Aspekt oder Sie nehmen gerade erst richtig Verbindung mit der Emotion auf. Das ist ebenfalls ein gutes Zeichen, klopfen Sie dann bitte weiter, um die Emotionen zu beruhigen. Falls die Emotionen übermäßig stark werden sollten, was bei der Eigenanwendung seltener vorkommt, dann halten Sie inne und klopfen die Punkte nacheinander weiter, ohne den Satz zu wiederholen, bis die Emotionen sich gelegt haben. Anschließend fahren Sie mit den einzelnen Schritten fort.

Manche Menschen beginnen zu lachen, wenn sie Erleichterung verspüren, weil sie das, was vorher ein Problem war, plötzlich eher als witzig oder lächerlich empfinden. Dann hat im Kopf schon eine andere Sichtweise der Dinge Gestalt angenommen, und dies kann sich nun weiter etablieren. Jede Frau ist anders, jedes Thema ist anders und wenn Sie Ihr Thema aufgelöst haben, werden Sie sich zwar an das Erlebte noch genauso erinnern wie vorher, jedoch nicht mehr gleichzeitig die Verknüpfung mit der vorher empfundenen Emotion haben. Das Ereignis hat seine emotionale Ladung verloren, und das kann sich ganz seltsam anfühlen. Manchmal merken wir es nicht einmal sofort, sondern es fällt uns erst in dem Moment, wenn der ursprüngliche Auslöser kommt, auf, dass wir nicht mehr wie früher darauf reagieren. Überprüfen Sie immer Ihr Ergebnis, indem Sie versuchen, sich das Thema nochmals lebhaft vorzustellen, ja, in Gedanken sogar zu übertreiben, und spüren Sie hinein, ob es noch mit negativen Emotionen belastet ist.

»O wie gut erginge es manchen Menschen, wenn sie einmal aus ihrem Geleise herauskämen.«
Lucius Annaeus Seneca

Seien Sie möglichst präzise

Wenn Sie ein zu allgemeines Thema wählen, werden Sie wahrscheinlich nicht so erfolgreich sein. Dies ist der häufigste Fehler, der zu Beginn bei der Selbstbehandlung gemacht wird. Ein allgemeines, globaleres Thema ist meist auch mit mehreren verschiedenen Aspekten verknüpft. Gehen Sie jeden Aspekt einzeln an, auf diese Weise räumen Sie am gründlichsten auf.

Wenn Sie beispielsweise das Thema »Ich fühle mich manchmal so einsam« bearbeiten möchten, so ist das nicht genau genug. Versuchen Sie herauszufinden, in welchen Situationen oder zu welchen Zeiten Sie dieses Gefühl haben oder welche Menschen diese Empfindung in Ihnen auslösen. Erinnern Sie sich an Erlebnisse aus der Vergangenheit, in denen Sie sich (vielleicht schon als Kind) einsam gefühlt haben? Diese spezifischen Ereignisse sollten jeweils als eigenes Thema behandelt werden. So erkennen Sie auch am leichtesten, wenn die emotionale Ladung in Bezug auf diese spezifische Situation abnimmt. Oft ist es gar nicht mehr nötig, wirklich alle Erlebnisse einzeln zu beklopfen, ein Generalisierungseffekt tritt ein und dann löst sich das übergeordnete Thema ganz plötzlich.

Wenn Sie beispielsweise eine Enttäuschung über das Verhalten Ihres Partners bearbeiten, könnten die verschiedenen Teilaspekte lauten: Die Enttäuschung, dass er mir nicht die Unterstützung gegeben hat, die ich in dem Moment brauchte; die Wut, dass er keine Zeit für mich hatte; die Eifersucht, dass er stattdessen mit anderen Freunden unterwegs war. Diese kleinschrittige Vorgehensweise erfordert manchmal ein bisschen Tüftelei, aber sie lohnt sich, da Sie letztendlich schneller zum Ziel gelangen.

Jeder Aspekt benötigt Ihre volle Aufmerksamkeit.

Die »richtigen« Sätze finden

Die häufigsten Zweifel der Teilnehmer von Basisseminaren zur Klopfakupressur richten sich normalerweise auf die Wahl der »richtigen« Sätze für die Klopfsequenz. Dazu gibt es eine ganz einfache Regel: Ihre eigenen Worte sind die richtigen, solange Sie bei der Auswahl der Aspekte spezifisch genug sind. Die Sätze müssen weder schön noch grammatikalisch richtig klingen, sie sollen ausschließlich Ihre eigene Befindlichkeit so genau wie möglich wiedergeben. Stellen Sie sich einfach vor, jemand würde Sie fragen, auf welche Art und Weise Sie dieses Problem bei sich wahrnehmen, und Sie versuchen möglichst exakt zu antworten, wann oder wobei es auftritt und was Sie dabei empfinden. Wenn Sie sich diese Fragen beantworten, haben Sie bereits die genauen Inhalte für Ihren Einstimmungs- und Erinnerungssatz und führen damit die Klopfsequenz durch.

Bei einem körperlichen Thema binden Sie den Ort der Missempfindung in den Satz mit ein, und zwar wiederum so spezifisch wie möglich, zum Beispiel das nervige Ziehen im rechten Schultergelenk oder der quälende, pochende Schmerz über dem linken Auge.

Je mehr es Ihre eigenen Worte sind, desto leichter kommen Sie in Resonanz mit den damit verbundenen Emotionen. Und das ist der richtige Weg zur Befreiung: Sich auf die negative Emotion einzustimmen, damit in Berührung zu kommen und ihr durch die Stimulation der Punkte zur gleichen Zeit die Nahrung zu entziehen. Hierfür wählen Sie Worte, die sich stimmig anfühlen und die Ihr Energiesystem daher gut »versteht«. Wenn alles letztendlich Energie ist, so sind auch Ihre Worte nichts anderes als Energie und haben ihr eigenes Schwingungsmuster. Über die Worte verbinden Sie sich mit der Energie der negativen Emotionen.

»Richtige« Sätze erkennen Sie daran, dass sie detailliert sind, sich stimmig anfühlen und Sie mit den beteiligten Emotionen in Berührung bringen.

Neue Aspekte tauchen auf

Viele Themen haben mehrere Aspekte, und es ist wichtig, dass Sie merken, wenn ein vorher noch nicht bedachter neuer Aspekt auftaucht. Je spezifischer Sie bei der Auswahl der Themen sind, desto eher fällt es Ihnen auf. Beziehen Sie diesen neuen Aspekt dann in Ihre Klopfrunde mit ein.

Es kann auch sein, dass ein anderes Thema berührt wird, welches mit dem Ausgangsthema in irgendeiner Form verbunden ist. Lösen Sie zunächst die Aspekte des Ursprungsthemas, sonst driften Sie eventuell zu sehr ab, bevor Sie dieses aufgelöst haben. Es kann jedoch auch sein, dass der behandelte Aspekt nur vordergründig war und Sie während des Klopfens auf das dahinterliegende Kernthema stoßen. Dann ist es natürlich sinnvoll, dieses Kernthema anzugehen.

Wenn Sie an einem Aspekt arbeiten und er mit einer besonderen Emotion in Verbindung steht, so kann sich im Verlauf der Behandlung auch die Emotion ändern. Dann wirkt es manchmal so, als wäre das Problem noch in gleicher Stärke vorhanden. Vielleicht hat sich jedoch die zunächst vorhandene starke Wut gelegt und nun kommt eine tiefe Traurigkeit oder ein Schuldgefühl auf. Wenn Sie spezifisch genug waren, können Sie dies erkennen. Eine neue Emotion ist auch ein neuer Aspekt. Ist die ursprüngliche Emotion nicht mehr vorhanden, folgen Sie der neuen Emotion. Das heißt, Sie bewerten die Belastung und formulieren den Einstimmungs- und Erinnerungssatz entsprechend mit dem neuen Gefühl. Ein Wechsel der Emotionen ist übrigens recht häufig, gehen Sie deshalb beim Klopfen achtsam mit sich und Ihren Gefühlen um. Prüfen Sie am Schluss nochmals, ob sich wirklich alle aufgetauchten Gefühle vollständig gelöst haben.

Ein oder mehrere wichtige Aspekte fehlen noch

Manchmal kann eine Behandlung ins Stocken geraten, wenn ein wichtiger Aspekt oder der Hauptaspekt noch nicht gefunden wurde. Vielleicht erlangen Sie Erleichterung, aber das Thema ist noch nicht ganz aufgelöst. Bleiben Sie in der Konzentration und versuchen Sie, in sich hineinzuhorchen und Ihre Intuition zu Hilfe zu nehmen. In Kapitel 6 werde ich näher auf das Thema Intuition eingehen.

Formulieren Sie eventuell Ihren Satz neu:

»Auch wenn ich noch nicht weiß, was mich am meisten belastet hat, und mich das frustriert, dennoch liebe und akzeptiere ich mich und öffne mich für eine Antwort aus meinem Inneren.«

Ihr Energiesystem kennt alle Aspekte, natürlich auch die wichtigen, möglicherweise zeigen sie sich nur noch nicht. Durch Klopfen können Sie diese öffnen. Spüren Sie in Ihr Inneres und lassen Sie sich von ihm führen. Überfordern Sie sich jedoch nicht, sorgen Sie gut für sich.

Seien Sie geduldig mit sich

Wenn Sie nicht gleich den gewünschten Erfolg erzielen, so heißt das nicht, dass die Klopfakupressur bei Ihnen nicht wirkt. Es können noch andere Aspekte beteiligt sein, die Ihnen nicht bewusst sind. Möglicherweise liegt eine besondere psychologische Umkehr vor, die Sie mit dem allgemeinen Einstimmungssatz nicht adressieren konnten, und das verhindert ein Weiterkommen. Oder Ihr Energiesystem braucht aus den unterschiedlichsten Gründen einfach ein bisschen länger für eine Auflösung. Trinken Sie zwischendurch immer wieder einen Schluck Wasser und versuchen Sie es weiter. Nehmen Sie eventuell die Hilfe einer erfahrenen EFT-Therapeutin in Anspruch.

»Früher oder später wird jede Seele sich in Richtung ihrer authentischen Kraft bewegen. Jede einzelne Situation dient diesem Ziel.«
Gary Zukav

Bei Themen, die viele Aspekte beinhalten, zeigt die Erfahrung, dass nicht alle Aspekte aufgelöst sein müssen, bis Sie sich befreit fühlen. Oft reicht die Auflösung einiger weniger aus, wobei es dann die zentralen Aspekte sein sollten, da diese natürlich ein größeres Gewicht haben.

Nutzen Sie die Kraft der Bilder

Ihr Unterbewusstsein und Ihr Energiesystem haben eine Schwäche für Bilder. Versuchen Sie, für Ihr körperliches Symptom oder Ihre emotionale Belastung ein Bild zu finden, dem Sie durch die Zuordnung von Eigenschaften eine möglichst plastische »Form« verleihen. Diese sogenannten »Submodalitäten« können sich auf das Visuelle beziehen: Ist das Problem durchsichtig oder undurchsichtig? Welche Form hat es? Welche Farbe sehen Sie? Welche Beschaffenheit hat es? Ist Ihr Symptom zum Beispiel klebrig, rau, stachelig oder widerborstig?

Doch hier brauchen Sie noch lange nicht Halt zu machen, lassen Sie Ihre Ideen weiterfließen: Wie riecht dieses Symptom oder dieses Gefühl? Hat es einen Ton oder eine Stimme und wenn ja, wie klingt diese? Schrill, laut oder leise? Wie eine Sirene, ein falsch gestimmtes Klavier, ein jaulender Hund? Lassen Sie Ihrer Phantasie freien Lauf, Ihr Unterbewusstsein wird die Verbindung für Sie herstellen. Oder sind Sie eine Frau der Gerüche? Nutzen Sie dies. Duftet es oder muffelt es? Wonach genau riecht es? Verschimmelt, säuerlich oder wie ein aufdringliches Parfum? Beziehen Sie auch Vergleiche mit ein, zum Beispiel »als wenn da schon lange nicht mehr gelüftet wurde«, »wie von Käfigstangen umgeben«, »wie abgerissen«. Alle Völker der Erde beschreiben positive und negative Gemütszustände mithilfe von Bildern. Unbeschwerte Gefühle werden mit einem Tanz verglichen, eine schwere Zeit im Leben wird zur »dunklen Nacht der Seele«, beängstigende Zustände werden als Dämonen mit bedrohlicher Gestalt dargestellt. Diese Bilder helfen uns, eine ganzheitliche Verbindung zwischen unserem Verstand, unserem Körper und unserer Seele herzustellen. Was auch immer Ihnen in den Sinn kommt, ist eine wertvolle Hilfe, denn es wird von Ihrem Energiesystem mit der Thematik verknüpft und erleichtert eine Auflösung der emotionalen Belastung.

»Ein Bild ist die Mutter des Wortes.«
Hugo Ball, Schriftsteller

Sie können auch auf Fotos zurückgreifen. Ein Bild des Partners, mit dem Probleme bestehen, ein Foto der Mutter oder des Vaters, mit denen es Auseinandersetzungen gegeben hat, erleichtert den Weg in die Vergebung. Legen Sie das entsprechende Bild vor sich hin und lassen Sie alle Gedanken und Emotionen in Zusammenhang mit der Thematik zu. Am besten stimulieren Sie währenddessen bereits die verschiedenen Punkte, denn so kommen Sie besser an die verschiedenen Aspekte heran und verschaffen sich von Anfang an Erleichterung. Während Sie das Thema beklopfen, lassen Sie das Bild vor sich liegen. Wenn Sie möchten, beginnen Sie ein fiktives Gespräch mit der Person auf dem Foto und versuchen Sie ihr mitzuteilen, was Ihnen auf der Seele liegt. Das kann recht emotional werden, doch es ist eine sehr wirksame Methode, die emotionale Freiheit zurückzugewinnen.

Was Sie tun können, wenn der Erfolg auf sich warten lässt

Wenn Sie all diese Dinge beachten, werden Sie oft schnelle Erleichterung verspüren und so manches Schlüsselerlebnis haben. Es gibt jedoch Zeiten und Umstände, in denen sich der Erfolg nicht so recht einstellen mag, obwohl Sie alle diese Hinweise beachten. Das kann mehrere Gründe haben, auf die ich hier näher eingehen werde.

Switching auflösen

Möglicherweise liegt ein sogenanntes »Switching« vor. Wenn wir geswitcht sind, ist unser Energiesystem aus den verschiedensten Gründen nicht voll funktionsfähig. Wir hatten schon über die Wichtigkeit von ausreichend Wasser für unseren Körper gesprochen. Manchmal belasten Toxine das System übermäßig (darauf komme ich noch zu sprechen), auch starker Stress löst oft ein Switching aus.

Man nennt diesen Zustand auch »neurologische Desorganisation« und ich erwähnte bereits, dass in solch einer Situation unsere beiden Gehirnhälften nicht optimal zusammenarbeiten.

Wenn unser Gehirn richtig funktioniert, dann sind wir aufmerksam, denken logisch, können uns gut konzentrieren und behalten auch in Stresssituationen leichter die Nerven. Bei einem Switching sind wir eher verwirrt und unbeholfen und haben Mühe, uns zu konzentrieren. Manche verwechseln oder verdrehen Buchstaben und Zahlen, andere haben Mühe, sich sprachlich adäquat auszudrücken oder sich koordiniert zu bewegen und »ecken an«, stoßen sich an Möbelstücken oder reiben sich an anderen Menschen. Bei geswitchten Personen behindern also umgekehrte oder unkorrekte Polaritäten den freien Energiefluss. Unsere Sprache kann auch das in Worte kleiden: »Ich weiß nicht, wo mir der Kopf steht« oder »Ich habe den Boden unter den Füßen verloren«, so lauten etwa die Beschreibungen für einen geswitchten Zustand.

Bei einem Switching ist unser Energiesystem nicht voll funktionsfähig.

In Zeiten von Unruhe und Stress ist die Wahrscheinlichkeit groß, dass wir geswitcht sind. Deshalb empfehle ich Ihnen die folgenden Übungen, um Ihr Energiesystem schon vorab auszubalancieren, damit die Klopfakupressur eine bessere Wirkung entfalten kann. Die Übungen sind nicht unbedingt notwendiger Bestandteil des Ablaufs. Wenn Sie jedoch ein wenig mehr Zeit haben und innerlich den Eindruck gewinnen, Sie könnten geswitcht sein, so nutzen Sie deren Wirkung. Auch wenn Sie nicht geswitcht sind, tun Sie Ihrem Energiesystem etwas Gutes damit und werden ruhiger und gelassener.

Ich stelle Ihnen zwei Alternativen vor – am besten finden Sie selbst heraus, welche für Sie am vorteilhaftesten ist. Sie können natürlich auch beide nacheinander ausführen:

Die Korrektur der drei Dimensionen

Diese Übung lernte ich während einer Fortbildung in Energiediagnostik bei dem amerikanischen Vertreter der »Energy Psychology®«, Dr. Fred Gallo, kennen. Sie beruht darauf, dass die

Polarität unseres Energiesystems in drei Dimensionen aus der Balance geraten kann: zwischen oben und unten, zwischen links und rechts sowie zwischen vorne und hinten. Auf folgende Weise balancieren wir alle drei Dimensionen aus:

Stimulieren Sie bitte mit drei Fingern (Zeige-, Mittel- und Ringfinger) der einen Hand Ihren Bauchnabel durch Reiben, während Sie mit zwei oder drei Fingern der anderen Hand an den folgenden Stellen jeweils für etwa 10 Sekunden reiben:

- an den Schlüsselbeinpunkten (steht für rechts und links),
- oberhalb und unterhalb Ihrer Lippen (steht für oben und unten),
- auf der Hinterseite des Körpers am Steißbein (steht für vorne und hinten).

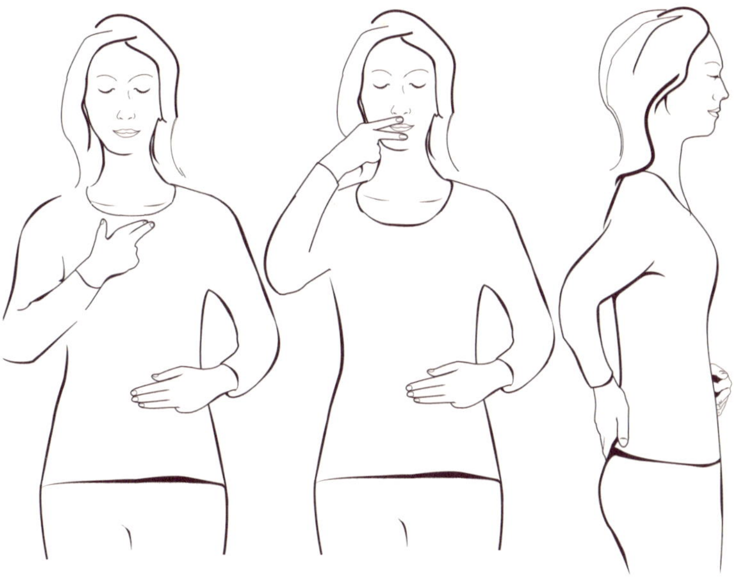

Abb. 7: Korrektur der drei Dimensionen

Die Korrektur der Überenergie

Bei Stress kann in Ihrem Zentralmeridian Überenergie vorliegen, die Sie vielleicht an einer inneren »Hibbeligkeit« und Nervosität erkennen können. Ein Ausgleich ist mit folgender Körperhaltung möglich:

- Kreuzen Sie Ihr linkes Bein vor Ihr rechtes Bein.
- Strecken Sie nun die Arme vor sich aus und kreuzen Sie den rechten Arm über den linken Arm.
- Legen Sie bitte die linke und rechte Handfläche ineinander und verschränken Sie die Finger.
- Führen Sie nun Ihre verschränkten Hände einwärts in Richtung Brust und lassen Sie sie auf Ihrer Brust ruhen.

Nun lassen Sie Ihren Atem völlig frei kommen und gehen, wie er möchte. Berühren Sie jeweils beim Einatmen mit Ihrer Zunge den Gaumen hinter den Schneidezähnen, beim Ausatmen lösen Sie sie wieder. Bleiben Sie bitte ungefähr 1 bis 2 Minuten in dieser Stellung und atmen Sie auf diese Art und Weise. Danach lösen Sie sich langsam aus der Position.

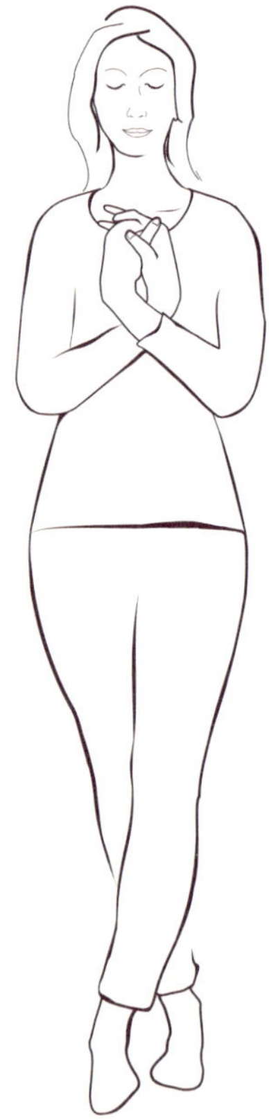

Abb. 8: Korrektur der Überenergie

Die Körperhaltung sollte sich angenehm anfühlen. Sie kann auch sehr gut im Sitzen ausgeführt werden. Wenn es für Sie einfacher ist, das rechte Bein über das linke Bein zu legen und den linken Arm über den rechten zu legen und zu verschränken, dann tun Sie das. Für viele Menschen ist die erste Position jedoch die angenehmere.

Die Übung hat eine beruhigende Wirkung auf Ihr Nervensystem und damit auf Ihr gesamtes Energiesystem. Sie können sie jederzeit auch losgelöst vom Ablauf der Klopfakupressur anwenden, wenn Sie sich beruhigen und besser »bei sich« sein möchten. Danach wird es Ihnen wieder leichter fallen, sich in Ruhe auf Ihre Aufgaben zu konzentrieren.

Energetische Toxine und Narben sind Hindernisse

Wenn der Fortschritt bei der Klopfakupressur aus- oder steckenbleibt, können auch energetische Toxine die Ursache dafür sein, dass Ihr Energiesystem empfindlich gestört ist. Zu diesen Faktoren zählen zum Beispiel Elektrosmog, Wasseradern, Medikamente, Kosmetikartikel, Nahrungsmittel-Unverträglichkeiten oder auch Chemikalien in Ihrer Bekleidung (besonders für die Herstellung schwarzer Kleidung werden viele giftige Chemikalien verwendet).

Narben, Bügel-BHs und energetische Toxine können den Energiefluss unterbrechen.

Störfelder in den Zähnen, Schmuck und Narben können Auslöser sein, vor allem, wenn die Narben oder das Metall die Mittellinie des Körpers oder den Verlauf mehrerer Meridiane kreuzen. Bei manchen Menschen ist eine Brille aus Metall einschränkend.

Frauen, die sich einem Kaiserschnitt, einer Brustoperation oder einer Unterleibsoperation unterzogen haben, sollten ihre Operationsnarben entstören. Bei einigen Klientinnen verläuft die Therapie nach einer Narbenentstörung schneller und erfolgreicher. Für eine Entstörung gibt es mehrere Möglichkeiten: Die Neuraltherapie ist die bekannteste Form, sie wird von manchen Heilpraktikern durchgeführt. Dabei wird das Gewebe mit Procain® unterspritzt.

Das Einreiben mit *Rescue-Creme* (Notfallcreme aus Bachblüten) über einen Zeitraum von etwa einem Monat ist eine weitere effektive Maßnahme, auch *Propoliscreme* ist hierfür geeignet. Reiben Sie die Narbe jeweils etwa zwei Minuten mit der Creme ein. Wenn die Narbe recht groß ist, tun Sie dies in mehreren Abschnitten.

Auch Bügel-BHs schränken häufig den freien Energiefluss der Meridiane ein oder unterbrechen ihn sogar. Leider ist das noch viel zu wenig bekannt. Ich habe von einer Klientin erfahren, dass Frauen mit Brustkrebs mittlerweile ein bügelloser BH empfohlen wird. Warum erst, wenn es schon so weit gekommen ist? Schon vor Jahrzehnten hörte ich von Hinweisen auf einen möglichen Zusammenhang zwischen Brustkrebs und der Anwendung solcher BHs. Unser Markt richtet sich nicht nach solchen Erkenntnissen, solange sie nicht zweifelsfrei wissenschaftlich erwiesen sind. Die amerikanische Energiemedizinerin Donna Eden kann die menschliche Aura wahrnehmen, und ich durfte erleben, wie sie bei verschiedenen Frauen in einem Workshop erkennen konnte, welche Frau einen Bügel-BH trug. Vielleicht ist diese Information ein Anstoß für Ihre Gedanken.

Die Abkürzung des Klopfablaufs

Mit der Zeit werden Sie herausfinden, welche Punkte für Sie besonders angenehm sind und welche der Teilelemente für Sie wichtig sind, um bei Ihren Themen Erleichterung zu finden. Wenn Ihnen der Ablauf geläufig geworden ist, probieren Sie doch einmal eine Kurzfassung aus und finden Sie heraus, ob

Sie damit gleich gute Ergebnisse erreichen. Dazu gibt es verschiedene Möglichkeiten:

- Sie können den Einstimmungssatz weglassen (Schritt 3).
- Sie können die Integrationsübung (9-Gamut) weglassen (Schritt 5).
- Sie können die Anzahl der Klopfpunkte reduzieren, zum Beispiel nur die Punkte im Gesicht und am Oberkörper (siehe Abbildung auf Seite 54 und 55 Punkt 1-8 oder 1-9) oder nur die Punkte an der Hand (Punkt 10-15 auf Seite 56) klopfen.

Wenn bei Ihnen keine psychologische Umkehr vorliegt, so müssen Sie diese natürlich auch nicht explizit mit dem Einstimmungssatz und der Handkante bearbeiten. Machen Sie Ihre eigenen Erfahrungen damit, bei jeder Frau und auch bei jedem Thema ist es unterschiedlich. Wenn Sie merken, dass Sie nicht weiterkommen, beziehen Sie die Schritte wieder mit ein. Mit der Zeit bekommen Sie auch ein Gefühl dafür, wann Sie geswitcht sind. Wenn Sie zum Beispiel mit einer Person in Streit geraten und jeder nur noch auf seinem Standpunkt beharrt, so können Sie mit ziemlicher Sicherheit davon ausgehen, dass Sie gerade geswitcht sind.

Meine Erfahrung zeigt: Je häufiger Sie die Klopfakupressur anwenden, desto weniger Schritte reichen mit der Zeit aus, um Erleichterung zu erzielen. Je ausgeglichener Ihr Energiesystem ist und je mehr Sie sich an einen solchen Zustand gewöhnen, umso stabiler werden Sie. Und wenn unerwartete Belastungen eintreten, werden Sie nicht mehr so schnell aus der Bahn geworfen.

Die absolute Kurzversion für die Klopfakupressur ist jene, bei der Sie sich über das Thema und das damit zusammenhängende Gefühl klar werden, die Belastung einschätzen und anschließend die Akupunkturpunkte klopfen. Dennoch ist es wichtig, dass Sie alle Schritte beherrschen und die zusätzlichen Hinweise beachten, damit Sie sie in den Ablauf integrieren können, wenn Sie mit der kürzeren Version nicht das gewünschte Ergebnis erzielen.

Unterstützung mit Blütenessenzen und Aromaölen

Auch Blütenessenzen und Aromaöle beeinflussen mit ihrem charakteristischen Schwingungsmuster unser Energiesystem. Blütenessenzen wirken feinstofflich und sind daher wunderbar geeignet, uns bei unseren emotionalen, mentalen und auch körperlichen Themen zu unterstützen. Der englische Arzt Dr. Edward Bach (1886 – 1936) war Pionier auf diesem Gebiet und entwickelte in den dreißiger Jahren mittels seiner sensitiven und intuitiven Fähigkeiten die Bachblüten.

Mithilfe des Sonnenlichts oder durch Kochen bestimmter Pflanzenteile übertrug er das Schwingungsmuster, also die energetische Information heilkräftiger Pflanzen, auf Quellwasser und behandelte damit erfolgreich sowohl negative Gemütszustände als auch körperliche Krankheiten. Bach sah bereits damals negative Gemütszustände als die Hauptursache für körperliche Krankheiten an. Er war überzeugt, dass wir uns in solch einem Zustand nicht mehr im Einklang mit unserer Seele befinden. Die zugeführte Schwingungsfrequenz der passenden Blütenessenz bringt uns wieder in die Mitte zurück und gleicht das Energiesystem aus.

»Wenn wir die Stimmung behandeln und nicht die Krankheit, dann behandeln wir den eigentlichen Menschen, und wir geben dem Patienten, was er tatsächlich braucht, um wieder gesund zu werden.«
Dr. Edward Bach

In den folgenden Kapiteln werde ich an geeigneter Stelle immer wieder Hinweise auf einzelne Blütenessenzen geben, die sich in meiner Praxis als effektive Unterstützung für die Klopfakupressur erwiesen haben. Diese Kombination der Klopfakupressur mit anderen energetischen Methoden ist wunderbar hilfreich, um positive Schwingungsmuster in unserem Energiesystem zu etablieren.

Die Zubereitung können Sie in einer Apotheke beauftragen oder Sie kaufen sich das jeweilige Vorratsfläschchen des Mittels mit der unverdünnten Essenz und stellen die Mischung selbst in einem Pipettenfläschchen her: Auf je 10 ml Quellwasser geben Sie einen Tropfen der unverdünnten Essenz und fügen der Mischung ein wenig 45-prozentigen Alkohol bei (auch Obstessig ist zur Konservierung geeignet). Als Standarddosierung haben sich 4 x 4 Tropfen täglich bewährt, in akuten Zuständen mögen Sie die Einnahme stündlich benötigen. Weitere Informationen und Einnahmeformen entnehmen Sie bitte einem der zahlreichen Bücher über Bachblüten.

Ätherische Öle entstammen ebenfalls der Pflanzenwelt und haben ihre jeweilige spezifische Schwingung. Sie erreichen mit ihrer typischen Duftnote direkt und ungefiltert unser limbisches System, also den Ort, an dem unsere Emotionen verarbeitet werden. Je nach Information des Aromaöls wird das Nervensystem angeregt, ausgeglichen oder beruhigt. Zur Selbsthilfe und Unterstützung bei der Klopfakupressur ist die Verdunstung in einer Duftlampe am einfachsten: Geben Sie fünf bis zehn Tropfen der gewünschten Essenz in die mit Wasser gefüllte Duftlampe und entzünden Sie das Teelicht darunter. Durch die Erwärmung entfalten die Essenzen ihren Duft intensiver und gelangen direkt über die Nase ins limbische System.

Gehen Sie mit Ihrer Intuition, Sie haben den richtigen »Riecher«. Es macht Freude, täglich neu herauszufinden, welcher Duft heute für Sie der richtige ist. Sie können auch einen Tropfen auf dem Puls verreiben, dann wird diese Information Sie durch den Tag begleiten. Es ist so einfach, sich etwas Gutes zu tun – gönnen Sie sich diese kleinen Helfer.

Im Kapitel über die wichtigsten Emotionen werde ich auch auf verschiedene Aromaöle hinweisen, die Sie unterstützend zur Klopfakupressur anwenden können. Bitte verwenden Sie nur naturreine Öle aus ökologischem Anbau (nicht naturidentische Öle), das sollten Sie sich wert sein.

Auf den Seiten 200 bis 203 finden Sie eine Tabelle, die nach negativen Emotionen und deren Folgen geordnet ist und Ihnen eine Übersicht über mögliche hilfreiche Blütenessenzen und Aromaöle gibt.

4

Wie Sie sich befreien: Negative Emotionen und deren Auflösung

»Indem wir um Wunder bitten,
versuchen wir, ein praktisches Ziel zu erreichen:
Die Rückkehr zu innerem Frieden.
Wir bitten nicht darum, dass außerhalb von uns
sich etwas ändern möge,
sondern darum, dass innerhalb von uns
sich etwas ändern möge.«

Marianne Williamson

Emotionen regieren unsere Welt. Je nachdem, ob sie positiver oder negativer Natur sind, können sie uns antreiben oder auch jeglichen Antrieb nehmen. Emotionen sind die Triebkraft für unser Leben, wir sind von ihnen »getrieben«. Sie können uns lähmen, uns beflügeln, sie bewirken die höchsten Höhen und tiefsten Tiefen unseres Daseins. Wir lieben Ereignisse, Menschen, Musik und Filme, die positive Gefühle in uns auslösen. Wir sind gerührt oder berührt von einer Nachricht, die uns im Inneren bewegt.

Emotionen, Gefühle, Gedanken und Bewertungen

Durch Emotionen spüren wir uns, und sie geben uns die gewisse Lebendigkeit, die wir brauchen, um unser Leben als lebenswert zu erfahren. Positive Emotionen verleihen unserem Dasein also Sinn und all unser Tun dient letztlich der Erzeugung eines Wohlgefühls oder der Abwehr von Unwohlsein.

Wir sagen, dass eine bestimmte Situation ein »bewegender« Moment gewesen sei, und meinen damit, dass sie deutlich wahrnehmbare Emotionen in uns erzeugt hat, an die wir uns noch eine Weile erinnern werden. Kein Wunder, dass uns daran gelegen ist, unsere negativen Emotionen so weit wie möglich unter Kontrolle zu halten. Wir fühlen uns unsicher, wenn wir ängstlich oder verletzlich sind, und verständlicherweise versuchen wir den Situationen, die solche Gefahren bergen, auszuweichen. Um nachzuvollziehen, wie solche Emotionen in uns entstehen, lohnt es sich, einen Blick hinter die Kulissen zu werfen und uns dabei ein bisschen genauer zu beobachten.

Sind denn eigentlich »Emotionen« und »Gefühle« das gleiche? An dieser Stelle zunächst ein paar Worte zur Begriffsbestimmung von Emotionen und Gefühlen: Was kennzeichnet sie und worin besteht der Unterschied zwischen den beiden? In unserer Alltagssprache unterscheiden wir kaum zwischen Gefühlen und Emotionen. Die Neurowissenschaften helfen uns zu differenzieren: Sie bezeichnen eine Emotion als eine durch einen Auslöser verursachte Veränderung in unserem Organismus. Das kann zum Beispiel eine Veränderung des Herzschlags, eine Erhöhung der Atemfrequenz oder die Anspannung bestimmter Muskelgruppen sein.

Emotionen sind demnach messbare chemische und neuronale Reaktionen, die letztlich unserem Überleben dienen. Wir reagieren auf eine auslösende Situation sofort und ohne nachzudenken, um möglichst schnell unsere Kräfte zu mobilisieren. Unser Verstand würde uns in einer vermeintlichen Gefahrensituation nur behindern, es würde viel zu lange dauern, wenn wir jedes Mal überlegen müssten, welche Muskeln wir anspannen sollen oder wie wir unseren Atem anpassen könnten, um möglichst schnell auf eine Bedrohung reagieren zu können. Wenn wir eine Situation als gefährlich einstufen, so reagiert unser Körper in Bruchteilen von Sekunden mit einer Mobilmachung in verschiedenen Muskeln und Organen, und wir erleben das als ein Gefühl der Angst.

Emotionen können unser Überleben sichern und helfen uns, in Gefahrensituationen schneller zu reagieren.

Als Gefühl bezeichnen die Neurowissenschaften also das, was anschließend an die Emotion in unserem Gehirn passiert und so von uns in irgendeiner Weise wahrgenommen werden kann. Das Gefühl gibt uns die Möglichkeit, das, was der emotionale Prozess auslöst, zu bemerken. Es bezieht sich eher auf das subjektive Erleben, während eine Emotion die körperlichen Abläufe mit einbezieht. Wenn ich beispielsweise merke: »Ich habe Angst«, so haben sich auf körperlicher Ebene bereits einige Reaktionen abgespielt, die die Emotion kennzeichnen: Mein Atem stockt, mein Herzschlag hat sich erhöht, der Blutdruck ist gestiegen und meine Muskeln haben sich angespannt.

Für den Ablauf und den Erfolg der Klopfakupressur ist diese Unterscheidung nicht unmittelbar von Bedeutung, als ganzheitliche Methode bezieht sie Gefühle und Emotionen gleichermaßen mit ein. Beide tragen zu einem Ungleichgewicht im körpereigenen Energiesystem bei. Ich verwende daher die Begriffe Emotion und Gefühl so, als meinten sie ein und dasselbe.

Gedanken und Bewertungen beeinflussen unsere Emotionen

Emotionen haben eine starke treibende Kraft, auch wenn in unserer Gesellschaft dem Denken ein höherer Wert beigemessen wird. Wir denken ja tagsüber fast unaufhörlich, es ist zu unserer Haupttätigkeit geworden. Die meisten Denktätigkeiten jedoch verlaufen unbewusst und besonders kreativ oder effektiv sind wir dabei nicht: Wir denken täglich ungefähr 60.000 Gedanken, und die meisten davon, mehr als 90 Prozent, wiederholen sich immer wieder.

Wenn wir so viel denken und noch dazu immer das Gleiche, dann könnte man meinen, dass es uns guttut und eine gewisse Befriedigung verschafft, doch dem ist nicht so: Unser Denken und die damit verbundenen Emotionen sind das, was uns in unserem Leben am meisten zu schaffen macht, wir fühlen uns unseren Denkgewohnheiten oft hilflos ausgeliefert. Wir denken so unaufhörlich und so zwanghaft, dass wir viel darum geben würden, endlich einmal abzuschalten.

Unsere Emotionen sind eng mit unseren Gedanken verknüpft und je nachdem, in welche Richtung unsere Gedanken verlaufen, haben sie positive oder negative Emotionen zur Folge. Diese beeinflussen nun wiederum unser Denken und unser Handeln richtet sich in Zukunft danach.

Auch Emotionen sind letztlich Energie, sie haben unterschiedliche Schwingungen und sind Träger unterschiedlicher Informationen. Obwohl unsere Gesellschaft den Verstand übermäßig betont und wertschätzt, werden doch unsere sogenannten Verstandesentscheidungen stark von den beteiligten Emotionen beeinflusst. Emotional geprägte Entscheidungen und Handlungen werden in unserer Kultur zwar oft als Schwäche gewertet, als ein Unvermögen, die Emotionen »auszuschalten« – doch Entscheidungen ohne die Einbeziehung von Gefühlen sind kaum möglich, selbst wenn wir uns ihrer nicht bewusst sind.

Die gesamte Werbeindustrie hat sich diese Erkenntnis zunutze gemacht und zielt darauf ab, über vielversprechende Wohlgefühle den Kauf von bestimmten Produkten zu fördern. Auf subtile Weise wird versucht, Ihnen zu vermitteln, dass Sie glücklicher werden oder begehrenswerter sind, wenn Sie eine Creme von genau dieser Firma kaufen oder Ihre Garderobe mit exakt diesen Trendfarben ausstatten. Frauen sind im Durchschnitt emotionalere Wesen als Männer und finden daher leichter Zugang zu ihren Gefühlen. Allein schon durch unseren hormonellen Zyklus sind wir so manchem Wechselbad der Gefühle ausgesetzt.

»In Wirklichkeit sieht alles anders aus, als es wirklich ist.«
Stanislaw Jerzy Lec

Wenn wir eine bestimmte Situation erleben, so glauben wir, dass diese die nachfolgenden Gefühle in uns hervorruft. Zwischen dem Ereignis und dem Gefühl findet jedoch der wichtigste Teil statt, nämlich die Bewertung dessen, was wir gerade erlebt haben. Und unsere Bewertungen sind eng verknüpft mit unserer Vergangenheit, mit dem, was wir in der Kindheit als prägend erlebt haben, mit dem, wie unsere Eltern unser Verhalten bewertet haben, und mit vielen anderen Faktoren, die uns im Moment der Beurteilung nicht bewusst sind.

Emotionen haben Kraft und sind veränderbar

Auch in Bezug auf Emotionen verdanken wir der Quantenphysik in mancher Hinsicht eine Veränderung des Blickwinkels. Nun belegen auch wissenschaftliche Experimente, dass wir mithilfe unserer Gefühle die Fähigkeit haben, nicht nur innerhalb von uns, sondern auch in unserem Umfeld Veränderungen zu bewirken. Unsere Gefühle sind die kraftvollste Sprache, die uns zur Verfügung steht, sie verleihen unseren Worten ihre Kraft, sowohl in positiver als auch in negativer Hinsicht.

Das, was wir sagen, entscheidet nur zu etwa 20 Prozent darüber, wie es von unserem Gegenüber aufgenommen wird. Die

Art jedoch, *wie* wir es sagen, und unsere dazugehörige Mimik und Gestik machen etwa 80 Prozent der Wirkung aus. *Wie* wir etwas sagen, wird wiederum zum größten Teil durch die beteiligten Emotionen bestimmt. Wenn in meinen Worten Angst oder Unsicherheit mitschwingt, so wird mein Gegenüber dies in irgendeiner Form wahrnehmen. Unsere Ohren nehmen die Worte auf, doch das, was im Hintergrund mitschwingt, ist noch viel mächtiger und kraftvoller. Sind wir uns hierüber im Klaren, so können wir uns für einen neuen Umgang mit dem, was wir scheinbar nur über unsere Ohren oder Augen erfahren, entscheiden.

Die Emotionen der Gegenwart gestalten unsere Zukunft.

Wenn wir fähig werden, unsere Emotionen zu beeinflussen und positiv zu verändern, indem wir lernen, negative Gefühle frühzeitig zu erkennen und auszugleichen, dann bewegen wir uns in eine positivere Zukunft. Mithilfe der Klopfakupressur sind wir unseren negativen Emotionen nicht mehr hilflos ausgeliefert. Wir können sie bearbeiten und auflösen, wenn sie unsere Lebensenergie einschränken. Wir können positive Gefühle verstärken und sie dazu nutzen, unsere Wünsche und Vorhaben mit mehr Energie zu versorgen und so leichter zu verwirklichen. Auch körperliche Symptome sind mit Emotionen verbunden und wir können sie über die Auflösung der negativen Emotionen und Gedankengänge positiv beeinflussen.

Alles, was wir erleben, nehmen wir auf unsere ganz eigene Weise wahr und unser Gehirn vollbringt eine wahre Meisterleistung, indem es blitzschnell alle gegenwärtigen Situationen mit der Vergangenheit vergleicht. Auf diesem Hintergrund beurteilen wir nämlich alles neu Erfahrene. Diese Bewertung löst wiederum Emotionen aus und wir beziehen sie für unser weiteres Handeln in den Entscheidungsprozess mit ein. Indem wir das Erlebte bewerten, erschaffen wir unsere Emotionen.

Dieser Prozess läuft automatisch innerhalb kürzester Zeit ab. Es ist jedoch sinnvoll, sich der einzelnen an ihm beteiligten

Komponenten – dem Geschehen, der Bewertung und dem darauffolgenden Gefühl – bewusst zu werden, damit wir erkennen, wie sehr wir selbst an der Entstehung unserer Gefühle beteiligt sind. Oft werfen wir das Erlebte mit unserer nachfolgenden Bewertung in einen Topf. Das macht uns jedoch zum Opfer, da die Emotion wie »von außen gemacht« erscheint. Vor allem, wenn wir negative Emotionen haben, tendieren wir verständlicherweise dazu, die Verantwortung an diejenigen abzugeben, die an der Situation beteiligt waren. Wir empfinden zwar so, als hätte die andere Person dieses Gefühl in uns »erzeugt«, sind jedoch aktiver daran beteiligt, als wir denken: *Wir* sind es, die das Geschehen bewerten, und *wir* erzeugen aufgrund dieser Bewertung die Emotion in uns. Je unbewusster dies geschieht, desto eher »fühlen« wir uns ausgeliefert, benachteiligt oder sogar gedemütigt.

Wir erzeugen unsere Emotionen. Darin liegt unsere große Verantwortung und unsere große Chance.

Wir können aus einer solchen Opferhaltung herauskommen, wenn wir die Möglichkeit nutzen, unser Erleben aktiv zu verändern. Der Begründer Gary Craig nannte die Technik der Klopfakupressur aus diesem Grund treffend die »Emotional Freedom Techniques«, die Techniken der emotionalen Freiheit.

Mittlerweile gibt es viele Bücher über das Gesetz der Anziehungskraft und wie man es für die Erfüllung von Wünschen positiv nutzen kann. Auch hier wird immer wieder auf die große heilende Kraft der Emotionen hingewiesen. Der entscheidende Punkt bei all den angeführten Ratschlägen und Techniken besteht darin, dass der erwünschte Zustand schon vorab so gefühlt wird, als wäre er bereits eingetreten. Wenn das Gefühl, das wir bei der Erreichung unseres Ziels hätten, bereits vorher in Vertrauen und Zuversicht gefühlt werden kann, so eröffnen sich Gelegenheiten für die Unterstützung des Erwünschten. Dann kreieren wir mühelos und leicht Synchronizitäten und nutzen sie für unsere Vorhaben. Wir vertrauen auf unsere Intuition und erkennen Chancen, die sich »scheinbar aus dem Nichts« ergeben.

Das Erwünschte erhält also durch die positive Emotion die nötige Energie. Wir nehmen gefühlsmäßig die positive Möglichkeit bereits vorweg und erzeugen sie genau dadurch. Je weniger wir von Zweifeln oder Ängsten behindert werden, desto leichter fällt uns dies, wir handeln fokussierter und kraftvoller und empfinden es gar nicht als anstrengend.

Eine pessimistische Einstellung hat in sich keinerlei Kraft in eine positive Richtung. Wir wissen das, und dennoch verfallen wir immer wieder in negative Gedanken, die dann negative Gefühle nach sich ziehen. Warum? Wir haben uns daran gewöhnt, so zu reagieren, oder wir haben es vorgelebt bekommen. Eingeprägte Glaubenssätze wie »Freu dich lieber nicht zu früh, sonst bist du hinterher nur enttäuscht« tragen nicht gerade zu Glücksgefühlen mit transformierender Kraft bei, nicht wahr?

Wir können unsere Gewohnheiten jedoch nach und nach verändern und die Klopfakupressur für eine insgesamt positivere Lebenseinstellung nutzen, indem wir negativen Glaubenssätzen und Gefühlen ihre Energie nehmen. Dann steht uns auch die nötige Energie für die Umsetzung von Vorhaben zur Verfügung, die wir uns vorher aufgrund von Selbstzweifeln nicht zugetraut hatten.

Emotionen mit Achtsamkeit begegnen und sie annehmen

Wenn wir mit Klopfakupressur arbeiten, nehmen wir unsere Emotionen bewusst wahr und respektieren sie zunächst einfach nur. Wir wehren sie nicht ab, im Gegenteil, wir betrachten sie genauer und nehmen sie erst einmal so an, wie sie sich zeigen, ohne jegliche Wertung. Dazu verwenden wir unseren Einstimmungssatz, der eine annehmende Haltung erleichtert:

»Auch wenn ich diesen Ärger/diese Angst/diesen Zweifel ... in mir habe, achte ich mein Wesen und nehme mich vollständig an.«

»... liebe und akzeptiere ich mich, so wie ich bin.«

Das verstehe ich unter einem achtsamen Umgang mit den Gefühlen: Ein wert- und urteilsfreies Beobachten dessen, was in mir gerade geschieht.

Solange Sie sich selbst wegen eines negativen Gefühls abwerten und es loswerden wollen, weil es unangenehm ist, geben Sie dem Gefühl indirekt Energie und halten es lebendig. Wenn Sie es jedoch zunächst achtsam erleben und sich damit annehmen, so verliert das Gefühl bereits einen Teil seiner negativen Energie. Das Aussprechen des Einstimmungssatzes wird von vielen zunächst als »negatives Denken« missverstanden. »Wie kann ich denn die Angst loswerden, wenn ich sie auch noch gut finden soll?«, fragte mich eine Klientin einmal. Doch mit dem Einstimmungssatz geben Sie nicht das Einverständnis dafür, dass die Emotion gut ist und bei Ihnen bleiben soll, sondern Sie erlauben sich zunächst einfach nur, trotz dieser Emotion eine achtende Haltung sich selbst gegenüber einzunehmen. Wir alle wünschen uns, von anderen Menschen geachtet zu werden, und dazu ist es außerordentlich wichtig, dass wir uns zunächst das geben, was wir auch von anderen erwarten oder erhoffen. Wenn Sie sich selbst nicht wohlwollend annehmen, achten und lieben, entsteht in Ihrem System eine negative Energie. Diese subtile Schwingung bekommen Sie auch von anderen gespiegelt. So werden Sie mit Menschen in Resonanz gehen, die Ihre Gedankenmuster bestätigen, auch wenn sie negativer Natur sind.

Wenn wir ein negatives Gefühl ablehnen, achten wir uns nicht, sondern versuchen, die Emotion wegzudrücken, ohne dass sie anerkannt und aufgelöst wird. Sie rückt immer mehr ins Unterbewusstsein und entfaltet dort ihre eigene Kraft. Geschehnisse, die an das Abgewehrte (und Abgewertete) erinnern, erwecken unaufgefordert auch diese »alten« Emotionen.

Wir können in dem Moment wahrscheinlich nicht einmal nachvollziehen, was da gerade geschieht, und fühlen uns der Situation ausgeliefert. »Ich weiß auch nicht, was an diesem Tag mit mir los war, es kam einfach so über mich«, »Ich konnte mich einfach nicht dagegen wehren«, solche und ähnliche Äußerungen weisen darauf hin, dass die Reaktionen von unbewussten, nicht geachteten alten Emotionen und Gedankenmustern gesteuert wurden. Auch die vorschnelle Verurteilung einer Person, die mir scheinbar etwas angetan hat, führt mich weg von meinem ursprünglichen Gefühl, zum Beispiel Traurigkeit, hin zu einer leichter erträglichen Emotion, etwa Wut, welche die Traurigkeit lediglich überdeckt.

Wir bringen unser Energiesystem wieder in ein Gleichgewicht, indem wir die verschiedenen Akupunkturpunkte stimulieren, während wir die negativen Gefühle beachten. Dabei ist es hilfreich, das Geschehene von meinem anschließenden negativen Urteil darüber zu trennen und mir damit über meine bewertenden Gedanken klar zu werden, die der jeweiligen Emotion vorausgegangen sind.

Körperliche Manifestation negativer Emotionen

Der englische Arzt und Begründer der Bachblüten-Therapie, Edward Bach, erklärte einst: »Bei der Krankheit verändert sich der Gemütszustand im Vergleich zum sonstigen Leben. Wer aufmerksam beobachtet, kann diese Veränderung häufig vor – manchmal auch lange vor – dem Auftreten der Krankheit wahrnehmen und durch eine Behandlung das Erscheinen von Beschwerden rechtzeitig verhindern.«

Bei der Klopfakupressur richten Sie Ihre Aufmerksamkeit auf die Emotionen, die Sie mit den jeweiligen Ereignissen oder Zuständen verknüpfen. Wir sind Energie und jede Emotion verändert unsere Energie. Körperliche Beschwerden sind nach diesem energetischen Paradigma die Manifestation eines bereits vorhandenen Ungleichgewichts in unserem Energiesystem. Wenn das energetische Ungleichgewicht auf emotionaler Ebene keine Chance auf Ausgleich bekommt, so zeigt es sich im weiteren Verlauf auch auf der körperlichen Ebene. Beschwerden wie Kopfschmerzen, Verdauungsprobleme oder Herz-Kreislauf-Unregelmäßigkeiten können die Folge sein.

»Die Nachricht wird an den Körper durch emotionsgefärbte Bilder unseres Geistes weitergegeben und der Körper antwortet.«
Jean Shinoda Bolen

Wenn wir jedoch das Ungleichgewicht beheben, indem wir die damit verbundenen negativen Emotionen auflösen, kommt unser Energiesystem wieder in seine Kraft. Die körperlichen Manifestationen verlieren damit ihre Grundlage und wir können Heilung erfahren. Demnach ist es vorteilhaft, auch bei allen körperlichen Beeinträchtigungen die damit verknüpften Emotionen zu berücksichtigen.

Die Jungianische Analytikerin Jean Shinoda Bolen bringt es auf den Punkt: »Wenn das Überleben oder das Gesundwerden von der Selbstheilungsfähigkeit des Körpers abhängt, so ist das Immunsystem mit beteiligt und dieses System wird von Emotionen, Bildern und Gedanken beeinflusst, die allesamt zu einer kreativen Vorstellung führen, welche dem, was tatsächlich geschehen wird, seine Form verleiht.« (Übersetzt nach J. S. Bolen, *Close to the Bone*, S. 91)

Auch die Traditionelle Chinesische Medizin stellt in ihren Erkenntnissen über unser Meridiansystem eine Verbindung zwischen den verschiedenen Organen und unseren Emotionen her. Der Nierenmeridian wird zum Beispiel mit Angstgefühlen, der Lebermeridian mit Wut in Zusammenhang gebracht. Durch das Klopfen aller Punkte stimulieren Sie Ihr gesamtes Meridiansystem. Damit stärken Sie auch die Funktion aller Organe.

Komplexe Emotionen

Emotionen können mitunter recht einfach strukturiert und deutlich sein, wie es beispielsweise bei manchen Phobien der Fall ist. Daher gibt es bei der Behandlung immer wieder die sogenannten »Drei-Minuten-Wunder«. Ich mache eine Anamnese, wir klopfen die einzelnen Aspekte, und die mit dem Thema verbundene Angst löst sich innerhalb von wenigen Minuten auf.

Oft jedoch sind die Emotionen, welche mit bestimmten Ereignissen oder Haltungen verbunden sind, komplexer. Häufig bestehen Verbindungen zwischen ihnen, dann können wir sie nur schwer voneinander abgrenzen, zum Beispiel Scham und Schuld oder Eifersucht und Wut. Sie können sich gegenseitig widersprechen – wir alle kennen solche gemischten Gefühle.

Was empfinden Sie beispielsweise, wenn Sie an eine neue Arbeitsstelle denken? Sie freuen sich vielleicht sehr auf die neue Herausforderung, auf die neuen Arbeitsinhalte. Doch eine gewisse Unsicherheit ist auch mit dabei: Es gibt neue Kollegen, werde ich mit ihnen gut zusammenarbeiten können? Werde ich das alles schaffen, was ich mir vorgenommen habe? Werden sie zufrieden mit mir sein? Hoffentlich blamiere ich mich nicht vor lauter Aufregung gleich am ersten Tag. Und so kommt zur Vorfreude ein mulmiges Gefühl hinzu, ein bisschen Angst.

Oder Sie wünschten sich sehnlichst, endlich mal ein Wochenende allein, ohne die Familie zu verbringen, freuen sich darauf, und als es so weit ist, kommt plötzlich Traurigkeit auf, Trennungsangst, Sorge ... Mit gemischten Gefühlen machen Sie sich auf die langersehnte Reise und können sie anfangs gar nicht so richtig genießen.

Versuchen Sie herauszufinden, ob sich hinter der anfangs wahrgenommenen Emotion weitere Emotionen verbergen, denn diese sind neue Aspekte Ihres Themas. Sie zeigen sich gerade dann, wenn die vordergründige Emotion aufgelöst wurde:

Wie bei einer Zwiebel kommt eine Schicht nach der anderen zum Vorschein. Auch in meiner Praxis ist ein Wechselbad der Gefühle während einer Sitzung eher die Regel. Milder Ärger kann in Wut umschlagen und schließlich in Traurigkeit münden. Schuldgefühle können auch traurig machen und dahinter die Angst vor Ablehnung wachrufen. Alles ist Teil des Auflösungsprozesses, und je mehr Beachtung wir unseren Gefühlen schenken, desto schneller lösen sie sich durch das gleichzeitige Stimulieren der Punkte durch Klopfen auf.

Frauen als emotionalen Wesen fällt es meist leichter, ihre Gefühle wahrzunehmen und einzuordnen. Aufgrund unseres Naturells leisten wir weniger Widerstand, wenn es darum geht, unsere Gefühle zu äußern. Dennoch tendieren wir eher zu den introvertierten Emotionen wie Angst oder Schuldgefühlen, ein offenes Zeigen von Wut und Ärger ist bei uns mit größeren inneren Widerständen verbunden als bei Männern. Unsere Erziehung lässt uns weniger Spielraum (natürlich gibt es Ausnahmen, doch diese bestätigen eher die Regel). Wie auch immer unsere negativen Emotionen sich zeigen, sie schwächen unser energetisches System. Sie sind die Vorboten für körperliche Manifestationen, mit denen wir konfrontiert werden, wenn wir unseren Gefühlen nicht die nötige Aufmerksamkeit schenken.

Frauen neigen zu introvertierten Emotionen.

John Diamond, einer der Wegbereiter der energetischen Therapie und Psychologie, hat in seinem Buch *Die heilende Kraft der Emotionen* bereits in den 1980er-Jahren den Bezug zwischen negativen Emotionen und mangelnder Lebensenergie aufgezeigt. Er wandte den kinesiologischen Muskeltest zur Einschätzung der Lebensenergie bei seinen Klienten an und verknüpfte die einzelnen Meridiane im Energiesystem mit bestimmten Gefühlen. Das Beklopfen der Thymusdrüse, die unter unserem Brustbein liegt, nutzte er als Verfahren zur Stärkung der Lebensenergie. Diamond entwickelte auch positive Affirmationen zu jedem Meridian, um einen Ausgleich der Energien zu unterstützen.

Wenn Sie mit positiven Affirmationen arbeiten möchten, so beklopfen Sie dabei bitte Ihre Handkante. Ihr System nimmt auf diese Weise neue Glaubenssätze leichter an. An der Handkante stimulieren Sie den Dünndarmmeridian. Interessant, dass der Dünndarm für die Aufnahme von Nährstoffen in unserem Körper zuständig ist, denn positive Affirmationen sind letztendlich nichts anderes als gedankliche Nährstoffe.

Die wichtigsten negativen Emotionen und deren Auflösung

Bei der folgenden Aufstellung der wichtigsten negativen Emotionen beziehe ich mich auf Erfahrungen mit Klientinnen in meiner Praxis und in meinen Seminaren. Sie werden erkennen, wie verwoben unsere Emotionen sein können, und gewinnen so neue Einsichten über Ihre eigene Gefühlslage. Diese Einsichten können Sie gleich in Ihre Klopfthemen integrieren, wenn Sie möchten.

Um Ihnen den Einstieg in die Auflösung zu erleichtern, erhalten Sie jeweils beispielhafte Anregungen für Einstimmungssätze. Gleichen Sie sie für Ihre Thematik entsprechend an oder nutzen Sie sie als Ideensammlung für Ihre eigenen persönlichen Sätze. Seien Sie kreativ dabei, verwenden Sie Worte, die nach Ihrer eigenen Einschätzung am besten zu Ihnen passen und sich stimmig anfühlen. Vertrauen Sie dabei auf Ihre Intuition. Sie wissen am besten, wie Sie Ihre Emotionen beschreiben oder umschreiben können, um mit ihnen in Kontakt zu kommen.

Wenn wir uns anderen Menschen verständlich machen möchten, bedienen wir uns einer Vielfalt an verschiedenen Worten für das, was in unserem Inneren vor sich geht. Nutzen Sie dabei so viele Bilder, Metaphern und Vergleiche wie möglich, da sie die kraftvolle ganzheitliche Verbindung zwischen Körper, Geist und Seele herstellen. Für die Klopfakupressur sind natürlich die negativen Emotionen am stärksten von Belang, da wir ja hinderliche Energie ausgleichen bzw. auflösen möchten. Über die Transformation des energetischen Ungleichgewichts lösen wir sie auf und erfahren wohltuende Gefühle, die uns neue Energie geben und unser Leben bereichern.

Wenn wir den negativen Gefühlen auf den Grund gehen, gelangen wir immer wieder zu einigen wenigen Grundgefühlen, aus denen sich die verschiedenen Schattierungen der Emotionen zusammensetzen. Es sind dies die Angst, Wut, Schuld, Scham und Traurigkeit. Eifersucht zum Beispiel hat Elemente des Gefühls Angst (jemanden zu verlieren), die sich mit Wut und vielleicht auch Traurigkeit vermischt. Reue setzt sich aus Traurigkeit und Schuld zusammen, vielleicht ist sogar ein bisschen Scham beteiligt. Die verschiedenen Mixturen sind einzigartig und von Person zu Person unterschiedlich.

Stellen Sie sich eine Farbpalette vor: Aus den Grundfarben Rot, Blau und Gelb lassen sich alle nur erdenklichen Farben mischen. Genau so stelle ich es mir bei unseren Emotionen vor, wir alle mischen unsere eigenen Emotionsfarben zusammen, die sich je nach Situation grundsätzlich oder nur in Nuancen unterscheiden. Es gibt Frauen, die sich eher mit pastellartigen, sanften Emotionen ausdrücken und höchstens milden Ärger spüren, und es gibt Frauen, die die kräftigeren Töne lieben und leidenschaftlich ihrer Wut Luft machen.

Die wichtigste aller Emotionen ist sicherlich die Angst. Sie entsteht immer dann, wenn ein wichtiges Bedürfnis nicht erfüllt ist oder droht, nicht mehr erfüllt zu werden. Meist steht das Bedürfnis nach Sicherheit oder nach Anerkennung auf dem Spiel. Wenn Sie bei Themen für die Klopfakupressur in sich hineinspüren, fragen Sie sich bitte auch immer, welche Art von Angst gleichzeitig mit der jeweiligen negativen Emotion verbunden sein könnte. Das führt auf einfache Weise oft direkt zu Kernthemen, die einer energetischen Blockade zugrunde liegen. Sie werden bei Ihren Themen schneller und gründlicher erfolgreich sein, wenn das jeweilige Kernthema gleich mit in die Bearbeitung einfließt.

Ängste und Sorgen

Wir alle kennen das Gefühl der Angst. In einer echten Gefahrensituation ist sie ein Warnsignal und kann uns schützen, ja sogar unser Überleben sichern. Wenn wir uns jedoch dem Gefühl der Angst ausgeliefert fühlen, vielleicht sogar ohne dass eine echte Gefahr besteht, so kann uns das verzweifeln lassen. Unsere Lebensqualität leidet darunter. Viele Menschen sind aufgrund ihrer Konstitution, ihrer Lebenssituation oder manchmal auch ohne erkennbare Ursache von ihren Ängsten überfordert. Was passiert, wenn wir Angst haben? Was alle Ängste zu verbinden scheint, ist der Eindruck, eine Situation nicht mehr unter Kontrolle zu haben. Solch einen Zustand versuchen wir natürlich zu vermeiden, doch die Unsicherheit kann im Extremfall so groß werden, dass das Leben durch die Angst kontrolliert wird, die Angst vor der Angst kommt hinzu.

Angst hat viele Gesichter. Es gibt alltägliche Ängste, die viele Menschen kennen, wie zum Beispiel Prüfungsangst, Flugangst oder Angst vor dem Zahnarztbesuch. Es gibt Phobien und Panikattacken bis hin zur generalisierten Angststörung. Bei einer Phobie existieren eindeutige Auslöser für die Angst, zum Beispiel Spinnen, Spritzen oder enge Räume. Angst kann aber auch ohne einen erkennbaren Auslöser völlig unerwartet als Panikattacke auftreten.

Oft gehen akute Konflikte und chronische Überforderung und Stress übersteigerten Angstgefühlen voraus. Wir wissen jetzt, dass übermäßige Anforderungen in Verbindung mit dem inneren Druck, alles schaffen zu müssen, eine Störung im Energiesystem erzeugt. Und diese kann sich zum Beispiel in Form von Ängsten zeigen.

Angst oder Furcht wird von mehreren körperlichen Empfindungen begleitet. Unser Körper reagiert mit Anspannung, mit Symptomen wie Herzrasen, Zittern, Schwindel oder sogar mit einem Schweißausbruch. Häufig wird ein Empfinden von Enge in der Brust beschrieben, manchmal kann uns sogar schlecht werden vor lauter Angst. Normalerweise wird zwischen Angst und Furcht unterschieden. Das Empfinden ist ähnlich, jedoch ist das Objekt der Furcht ein spezifisches, zum Beispiel die Furcht vor der Dunkelheit, während eine Angst bestehen kann, ohne auf etwas Bestimmtes gerichtet zu sein.

Die meisten der alltäglichen Ängste sind jedoch auf bestimmte Gedankengänge bezogen. Hinter einer Zukunftsangst stehen Gedanken wie: Was mache ich nur, wenn ich schwer krank würde oder nicht genug Geld zum Leben hätte oder wenn ich meine Arbeit verlieren würde? Diese negativen Gedanken verursachen die Energiestörung in unserem Wesen und beginnen, ein Eigenleben zu führen. Das nährt jedoch immer neue Ängste. Gerade durch ihre Erfolge bei der Behandlung von Ängsten und Phobien ist die Klopfakupressur so bekannt geworden.

Auf die Zukunft bezogene negative Gedanken schüren Ängste.

Wir leben im Informationszeitalter, und wenn wir uns bemühen, über Zeitungen, Internet und Fernsehen gut informiert zu sein, so kommen wir nicht umhin, uns größtenteils mit negativen Informationen zu konfrontieren. Die Gefühle der Unsicherheit, die daraus entstehen, können Ängste schüren. Erlauben Sie sich doch einfach mal eine Auszeit von diesen »Verrücktmachern«, ich kann Ihnen versichern, Sie verpassen nicht viel. Mit den Nachrichten ist es wie mit unseren täglichen Gedanken, die meisten verändern sich nicht allzu sehr, sie drehen sich immer wieder um die gleichen negativen Themen.

Bilder sagen mehr als tausend Worte – vermeiden Sie es, grausame oder furchterregende Bilder im Fernsehen anzusehen. Wir scheinen uns daran gewöhnt zu haben, sehen wir doch täglich Bilder von Kriegsschauplätzen oder Unfällen. Unser sensibles Unterbewusstsein bleibt jedoch empfänglich dafür, ihm entgeht nichts. Manchmal erlebe ich es als äußerst wohltuend, mich für eine Zeitlang von negativen Fernsehsendungen und Schlagzeilen in der Zeitung zu distanzieren. Ist dies eine bewusste Entscheidung, wenn auch nur für kurze Zeit, so kann diese Auszeit helfen, ein bisschen zur Ruhe zu kommen und wieder zu sich zu finden. Gestärkt gehe ich aus einer solchen selbstverordneten Ruhephase hervor.

Angst kann auch sehr ansteckend wirken. Wir sprechen ja auch von einem »Klima der Angst«. Stellen Sie sich eine Gruppe von Menschen vor, die versucht, sich gegenseitig in der Erzählkunst über Schreckensnachrichten zu übertrumpfen. Hier geht es oft gar nicht mehr um die Information an sich, sondern darum, ein noch schlimmeres Beispiel zu kennen oder eine noch dramatischere Erfahrung gemacht zu haben. Wir können uns von solchen Beiträgen bewusst distanzieren, indem wir uns innerlich nicht daran beteiligen, ganz bei uns bleiben und uns nicht in solchen Energien »verlieren«.

Angst kann ansteckend sein.

Leider ist Angst noch immer ein Tabuthema. Viele Menschen schweigen aus Scham und versuchen heimlich, den Auslösern ihrer Angst zu entfliehen. Diese Vermeidungsstrategie verschärft jedoch die Situation: Die Angst vor der Angst setzt einen Teufelskreis in Gang, der den Alltag zu bestimmen droht. Ängstliche Menschen isolieren sich, wenn sie nicht bei ihrer Angst entdeckt werden möchten. Wer Angst hat, sich in geschlossenen Räumen aufzuhalten, wird kaum mehr mit anderen Menschen zusammen feiern, eine Kirche besuchen, ins Kino gehen oder in öffentlichen Verkehrsmitteln unterwegs sein können.

Angst kann also auch einsam machen und mit der Zeit depressive Verstimmungen hervorbringen. Es ist sehr wichtig, dass Angstbetroffene ein Gehör und Achtsamkeit erfahren. Viele Menschen leben nicht mehr wie früher im Schutz einer Familie oder einer Gemeinschaft und das vergrößert ihre Unsicherheit. Vor allem ältere Menschen sind hierbei die Leidtragenden.

Statistisch sind Frauen 2- bis 3-mal häufiger von Ängsten betroffen als Männer, bei ihnen sind Angststörungen mittlerweile das häufigste psychische Leiden. Sind Frauen deshalb stärker betroffen als Männer, weil es eine Emotion ist, die gesellschaftlich für Frauen eher toleriert wird? Oder nehmen Männer seltener Hilfe in Anspruch und ist die Dunkelziffer bei ihnen vielleicht viel höher, weil sie die Angst noch seltener öffentlich eingestehen? Ich kann das nicht beantworten. In meiner Arbeit fällt mir die Zunahme der Ängste in allen Bevölkerungsschichten und in jedem Lebensalter auf. Kinder und Jugendliche sind ebenso betroffen wie Erwachsene und ältere Menschen.

Stress im Alltag ist ein wichtiger Faktor bei der Entstehung von Angst. Ich bin davon überzeugt, dass Ängste auch deshalb so verbreitet sind, weil sich unser Alltag so radikal verändert hat. Durch die Errungenschaften des Internet und der Technik im Allgemeinen steht uns jederzeit eine Flut an Informationen zur Verfügung, wir werden schlichtweg davon überrollt. Der größte Teil der Neuigkeiten ist jedoch negativer oder bedrohlicher Art. Ob Sie die Nachrichten im Fernsehen oder im Internet verfolgen oder die Zeitung lesen: Positive Erlebnisse und Neuigkeiten scheinen die Verkaufszahlen nicht sonderlich zu erhöhen. (In diesem Zusammenhang auch der Hinweis, dass viele Produkte sich durch Angstmacherei verkaufen, denken Sie nur an Versicherungen, Türschlösser oder bestimmte Medikamente.) Negative Nachrichten und Katastrophen ziehen die Leser viel leichter an. Wir sind aufgefordert, selbst aktiv dazu beizutragen, den Tag für uns und andere besser zu gestalten und so die Energie auf dieser Welt nach und nach zu verändern. Lassen Sie uns dabei beginnen, unsere Gedanken in eine positivere Richtung zu lenken!

Bei schweren Ängsten ist es besser, professionelle Hilfe in Anspruch zu nehmen. Wir können jedoch mithilfe der Klopfakupressur einen großen Teil der alltäglichen und weitverbreiteten Ängste mildern oder auflösen.

Um dabei erfolgreich zu sein, ist es wichtig, spezifisch zu sein. Eine Angst vor dem Zahnarzt beispielsweise kann sich auf mehrere Aspekte beziehen, die bei jeder Frau anders aussehen: Die eine erträgt den Geruch in der Praxis nicht, die andere bekommt beim Geräusch des Bohrers einen Schweißausbruch. Manche halten es kaum aus, sich auf der Behandlungsliege nicht bewegen zu dürfen und fühlen sich ausgeliefert. Manche haben eine übermäßige Angst vor Schmerzen. Ich bin immer wieder erstaunt, welche unterschiedlichen Aspekte bei vermeintlich gleichen Ängsten eine Rolle spielen.

Beginnen Sie also am besten mit einer Auflistung aller involvierten Aspekte und beschreiben Sie sie so deutlich wie möglich. Dann bearbeiten Sie jeden Aspekt. Ein Beispiel:

»Auch wenn ich diese Angst vor Schmerzen habe, wenn ich…, achte ich mich/mein Wesen und nehme mich vollständig an …«

»Auch wenn mir schon beim Geräusch des Bohrers die Haare zu Berge stehen, achte ich mein Wesen und nehme mich vollständig an …«

Und wenn Sie möchten, erweitern Sie den Einstimmungssatz um eine positive Affirmation, zum Beispiel:

»… und öffne mich jetzt für die Möglichkeit, völlig entspannt auf der Liege zu liegen und darauf zu vertrauen, frei von Schmerzen zu bleiben.«

Dann klopfen Sie die einzelnen Punkte mit einem Erinnerungssatz:

»diese Angst vor Schmerzen …«

»diese Angst vor dem schrecklichen Geräusch des Bohrers …«

Wenn die Angst durch ein spezifisches negatives Erlebnis entstanden ist, so bearbeiten Sie es am besten mithilfe der in Kapitel 5 beschriebenen Filmtechnik.

Bei Ängsten ist häufig der Nieren-Meridian aus dem Gleichgewicht geraten. Bei Sorgen oder Ängsten, die sich auf die Zukunft beziehen, ist auch an den Milz-Pankreas-Meridian zu denken. Finden Sie mit der Zeit »Ihre« Sorgen- oder Angstpunkte heraus, indem Sie während der Klopfsequenz darauf achten, bei welchem Punkt Erleichterung eintritt.

Ist die Angst weitgehend aufgelöst, so können Sie unterstützend eine weitere positive Affirmation aussprechen, während Sie die Handkante beklopfen:

»*Ich bin völlig entspannt und zuversichtlich, ich vertraue auf meine Kraft.*«

Sorgen sind im Grunde genommen auf die Zukunft gerichtete Ängste, die oft mit Grübeln einhergehen. Es ist ein vorweggenommenes negatives Denken über die Probleme, die in der Zukunft entstehen könnten. Die schlimmsten Dinge ereignen sich nämlich in unserem Kopf und erzeugen unangemessene Ängste und Sorgen, die sich später eventuell als völlig unnötig herausstellen werden. Mark Twain sagte einmal: »Ich habe schon die furchtbarsten Dinge erlebt, von denen manche auch tatsächlich eingetreten sind.«

Sorgen werden wie jede andere Emotion beklopft. Thematisieren Sie die einzelnen Aspekte. Sorgen über die Zukunft können sich auf ein Scheitern, auf Einsamkeit, Erfolglosigkeit, Krankheit oder Ablehnung beziehen oder auf die Zukunft von anderen Menschen, die der Kinder zum Beispiel. Spüren Sie bei jeder Sorge in sich hinein, worauf sie sich genau bezieht.

Sorgen und Ängste zeugen von vermindertem Vertrauen in sich oder andere. Dementsprechend führt deren Transformation durch die Klopfakupressur in ein größeres Vertrauen. Eine allgemeine Zuversicht wird sich mit der Zeit einstellen, die Ihnen im Alltag Kraft verleiht. Ihre Vorhaben gelingen leichter und damit wird auch das Vertrauen in den Fluss des Lebens wieder größer. Sie können einfacher loslassen und dennoch das Gefühl der Kontrolle bewahren.

Blütenessenzen und Aromaöle bei Ängsten und Sorgen

Bei Ängsten gibt es drei hilfreiche Bachblüten, die leicht zu unterscheiden sind. Wenn Sie Angst vor etwas Konkretem haben, zum Beispiel vor einer Prüfung, so können Sie sich mit der Blüte *Mimulus* unterstützen. Wenn die Angst jedoch diffus oder unbegründet ist, zum Beispiel bei der Angst vor einem drohenden Unheil oder bei schlimmen Vorahnungen, so wirkt die Blüte *Aspen* am besten. Aspen ist auch das Mittel der Wahl bei Phobien und Alpträumen. *Rock Rose* hingegen kann panikartige Zustände ausbalancieren und ist auch bei schockartigen Erlebnissen aus der Vergangenheit angezeigt. Wenn die Angst eine verzweifelte Komponente hat, so ist dies ebenfalls ein Hinweis auf Rock Rose.

Wenn Sorgen Sie ins Grübeln bringen, hilft die Blüte *Gentian* weiter. Bei übermäßiger Sorge um andere, vor allem um Familienmitglieder, finden Sie Erleichterung mit der Blüte *Red Chestnut*. Wenn Sie sich von Sorgen regelrecht erdrückt fühlen und gleichzeitig versuchen, sich nichts anmerken zu lassen, so ist eher die Blüte *Agrimony* für Sie geeignet. Sie hilft Ihnen, sich zu öffnen und mitzuteilen, wie es Ihnen geht.

Natürlich können Sie in einer akuten Situation auch die Notfalltropfen (*Rescue-Tropfen*) verwenden. Die Tabelle im Anhang zeigt die Blütenessenzen mit ihren jeweiligen Indikationen.

Als Auswahl der möglichen Mittel für die Aromatherapie sind geeignet: *Bergamotte*, *Jasmin*, *Lavendel*, *Sandelholz*, *Ylang Ylang* und *Myrte*. Sie alle helfen dabei, das Nervensystem zu beruhigen und damit Ängste auszugleichen. Die Aromen wirken direkt auf Ihr Gehirn. Gehen Sie bei der Auswahl auch nach Ihrer eigenen Nase, wenn Sie in einem Fachgeschäft Zugang zu Probefläschchen haben.

Ärger und Wut

Frauen haben eher Schwierigkeiten damit, die nach außen gerichteten Emotionen des Ärgers und der Wut offen oder sogar öffentlich auszudrücken. Es sind Gefühle, die wir meist erfolgreich zu unterdrücken gelernt haben. Manche leben sie im Stillen aus, in einem Tagebuch zum Beispiel oder in einem intimen Gespräch mit der besten Freundin. Wenn wir unserem starken Ärger wirklich einmal Luft machen, laufen wir leicht Gefahr, als Furie oder als hysterisches Weib bezeichnet zu werden. Eine entsprechende Bezeichnung existiert interessanterweise für Männer überhaupt nicht, vielleicht ein Hinweis darauf, wie viel akzeptierter diese Gefühlsregungen bei Männern sind? Wird eine Frau mal so richtig wütend, so kann das in der Öffentlichkeit fast schon zur Belustigung beitragen und erzeugt im Nachhinein bei ihr wiederum leicht Schuld- oder Schamgefühle, weil sie sich »nicht im Griff hatte«.

Im Grunde genommen können Wut oder Ärger sehr nützlich sein, indem sie uns die Kraft und Motivation verleihen, zur Tat zu schreiten, endlich etwas zu unternehmen, Änderungen herbeizuführen oder Grenzen zu setzen, wo es längst schon nötig war. Wir können diese Energie nutzen, um für unser Wohl zu handeln und um für unsere Bedürfnisse zu sorgen. Wir können sie dazu nutzen, etwas Gewünschtes zu erreichen und nicht so sehr etwas Unerwünschtes zu vermeiden. Lassen Sie die Wut *für* sich arbeiten und nicht Ihr Energiesystem schwächen.

Übrigens: Wenn wir uns bei Ärger oder Wut des Ersatzventils des »Nörgelns« bedienen, werden wir keine Erleichterung finden, denn Nörgeln bedeutet Stagnation im ungewollten Zustand und erhöht lediglich die Unzufriedenheit. Im Hintergrund steht wiederum der Ärger darüber, dass ein bestimmtes Bedürfnis nicht erfüllt wurde. Doch da dieser Ärger aus welchen Gründen auch immer keinen adäquaten Ausdruck findet, wird an allem Möglichen herumgenörgelt, es hat mit dem ursprünglichen Ärger nicht mehr viel zu tun. So stauen sich die unterdrückten Gefühle auf. Das Zurückhalten verbraucht laufend Energie, die für wichtigere andere Aufgaben nicht mehr zur Verfügung steht.

»Der Ärger ist als Gewitter, nicht als Dauerregen gedacht; er soll die Luft reinigen und nicht die Ernte verderben.«
Ernst R. Hauschka

Wut und Ärger, welche gerade in einer Partnerschaft negative Auswirkungen haben, sind bei näherem Hinsehen meist ein Nicht-Akzeptieren einer gegenwärtigen oder vergangenen Situation. Natürlich ist es nicht einfach, immer wieder den goldenen Mittelweg zwischen den eigenen Bedürfnissen und denen des Partners zu finden. Wir möchten akzeptiert werden und auch unseren Partner so weit wie möglich mit seinen Eigenheiten akzeptieren. Den Gefühlen von Wut und Ärger gehen Bedürfnisse und Erwartungen voraus, die unerfüllt bleiben, und das erzeugt Frust.

Wenn Sie in der Folge Ärger oder Wut verspüren, so konzentrieren Sie sich zunächst ganz auf die Emotion und versuchen Sie herauszufinden, welches Bedürfnis im Hintergrund steht, das bei Ihnen nicht befriedigt wurde. Ist es zum Beispiel Sicherheit oder Geborgenheit? Das Gefühl der Wertschätzung? Spüren Sie tiefer hinein. So bleiben Sie ganz bei sich und lösen das Gefühl eventuell schon auf, bevor es sich weiter in Ihnen ausbreitet und Sie zu einem Angriff übergehen, der vielleicht nicht einmal nötig ist.

Ihre Wut können Sie am leichtesten kommunizieren und Sie führen am ehesten Veränderungen herbei, wenn Sie Ihre wirklichen Bedürfnisse kennenlernen und wissen, was Sie in der Situation gebraucht hätten. Lassen Sie es sich zur Gewohnheit werden, nachzuspüren, was Sie gerade brauchen, bevor Sie sich in Anschuldigungen verlieren. Wenn Sie Ihre Bedürfnisse mitteilen, wenn Sie »aus dem gröbsten Ärger heraus sind«, dann kann Ihr Gegenüber mit solch einer Aussage viel mehr anfangen, als wenn sie oder er nur wieder einmal damit konfrontiert wird, »nicht in Ordnung« zu sein. Im Kapitel über Inner Self-Care werde ich näher auf unsere inneren Bedürfnisse eingehen und wie wir am besten für uns sorgen.

Einige Beispiele für Einstimmungssätze:

»*Auch wenn ich ärgerlich bin auf …, weil …, und ich mir dadurch … (minderwertig, nicht gesehen, vernachlässigt) vorkomme, liebe und akzeptiere ich mich voll und ganz.*«

»*Auch wenn ich wütend bin auf …, weil mein Bedürfnis nach …* (Nähe, Sicherheit, Akzeptanz …) *nicht erfüllt wird und ich mir dadurch … (bedroht, minderwertig, nicht gesehen) vorkomme, nehme ich mich in Liebe an, so wie ich bin.*«

»*Auch wenn ich gerade koche vor Wut und am liebsten laut schreien möchte, weil ich mir den Abend ganz anders vorgestellt habe, liebe und akzeptiere ich mich, so wie ich bin.*«

Und als Erinnerungssatz:

»*Dieser Ärger/diese Wut auf …, weil …*«

Blütenessenzen und Aromaöle bei Ärger und Wut

Bei allgemeiner Gereiztheit und wenn Sie sich generell leicht über alles Mögliche aufregen, hilft Ihnen die Blüte *Holly* weiter. Ist der Ärger vorwiegend auf andere Menschen bezogen, so ist die Blüte *Beech* angezeigt, während der Ärger über Sie selbst durch die Blüte *Larch* gemäßigt werden kann. Sollten Sie sich schlecht oder unfair behandelt fühlen, gibt Ihnen die Blüte *Chicory* den nötigen Weitblick zurück.

Wenn Sie häufiger die Wut packt oder sogar Zorn aufsteigt, so können Sie sich zusätzlich zur Klopfakupressur mit der Blüte *Cherry Plum* unterstützen. Dies gilt vor allem dann, wenn Sie versuchen, die Wut zu unterdrücken und sie sich zu unpassender Zeit dann unkontrolliert Luft macht.

In der Aromatherapie sind die altbekannten Beruhigungsmittel auch in Verbindung mit Klopfakupressur eine Hilfe: *Melisse*, *Lavendel* und *Ylang Ylang* sind wundervolle Beruhiger.

Melisse wirkt emotionaler Gereiztheit entgegen. Sie gleicht Erregungszustände wie Ärger und Wut aus und stärkt Ihre Toleranz und Ihr Mitgefühl. Das echte Melissenöl ist jedoch teuer und das Aromaöl der *Lavendel*pflanze eine gute Alternative. Es gleicht alle extremen Stimmungen aus, kann also das Nervensystem sowohl beruhigen als auch bei niedergedrückter Stimmung anregen. Wenn Sie möchten, gönnen Sie sich zusätzlich ein mit Lavendel gefülltes Kräuterkissen und legen es nachts unter Ihr Kopfkissen. *Ylang Ylang* ist die weiblichste dieser Duftnoten, es entkrampft bei Ärger und Zorn und hat eine aphrodisierende Wirkung. Auch *Kamille* beruhigt die Nerven.

Schuldgefühle

Schuldgefühle entstehen, wenn wir innerlich überzeugt sind, etwas Unrechtes getan oder gegen eine Regel verstoßen zu haben. Ob andere von dieser Handlung oder Haltung etwas wissen, ist für die Entstehung der Gefühle nicht so wichtig.

Übersteigerte Schuldgefühle sind meist innerlich geschaffen, vielleicht sogar ohne dass überhaupt gegen eine Regel verstoßen wurde. Sie können Ausdruck eines inneren Konfliktes sein, zweier entgegengesetzter Interessen oder Motivationen.

Ein alltägliches Beispiel: Eine junge Mutter möchte ganz für ihr Kind da sein und ihm eine möglichst liebevolle Betreuung und Erziehung zukommen lassen. Sie möchte die wichtigsten Entwicklungsschritte ihres Kindes begleiten und so viel wie möglich dazu beitragen, dass es sich zu einem glücklichen, selbstbewussten Menschen entwickeln kann. Auf der anderen Seite jedoch möchte sie ihren Beruf nicht aufgeben, sie hat Spaß daran und das regelmäßige Einkommen gibt ihr und ihrer Familie Sicherheit. Mit dem Einkommen ihres Mannes allein können sie sich den gewohnten Lebensstandard nicht mehr leisten. Dies ist eine typische Situation, mit der viele Frauen irgendwann in ihrem Leben konfrontiert sind. Die junge Mutter macht sich Sorgen um die eigene Zukunft und die ihrer Kinder. Sie mag vielleicht traurig oder enttäuscht sein, wenn sie ihre jetzige Arbeitsstelle für mehrere Jahre oder sogar ganz aufgibt. Schuldgefühle können entstehen, egal für welche Lösung sie und ihr Partner sich letztlich entscheiden. Bleibt sie im Beruf, bedauert sie, nicht genug für ihre Kinder da sein zu können, pausiert sie für einige Jahre, vergleicht sie sich mit den doppelbelasteten Müttern und hat eventuell ein schlechtes Gewissen, weil sie sich gegen diese Lösung entschieden hat.

Frauen sind für Schuldgefühle meiner Meinung nach weitaus empfänglicher als Männer. Woher kommt das eigentlich? Wenn wir unsere Geschichte betrachten, wird es deutlicher:

Bereits in der Bibel wurde Eva stellvertretend für das gesamte Frauengeschlecht schuldig, als sie Adam dazu anstachelte, von der verbotenen Frucht des Baumes der Erkenntnis zu essen. Sie wurden beide aus dem Garten Eden vertrieben und für die Frauen gab es folgende Strafen: Sie sollten künftig unter starken Schmerzen Kinder gebären und der Mann würde über die Frau herrschen. Damit nahm die Geschichte der Frauendiskriminierung und -unterdrückung für die nächsten Jahrtausende ihren Lauf. Hexenverfolgungen kosteten Millionen von Frauen das Leben. Der Mann hatte bis in die Neuzeit hinein sogar das sogenannte »Züchtigungsrecht« über die eigene Ehefrau. Das ist noch gar nicht so lange her.

Frauen sind für Schuldgefühle besonders empfänglich.

Und wenn wir an die neuesten Erkenntnisse aus der Quantenphysik und an das morphogenetische Feld nach Rupert Sheldrake denken, so befindet sich all das, was mit den Frauen in den letzten Jahrtausenden passiert ist, als energetische Schwingung im allumfassenden Feld, in der Matrix. Kein Wunder also, wenn Frauen noch ihre Schwierigkeiten mit dieser Thematik haben und sie sich schnell schuldig fühlen, sogar stellvertretend für andere.

Ich fand es erstaunlich, als im Februar 2010 vom »Sündenfall der Bischöfin« die Rede war, als Margot Käßmann, die damalige Ratsvorsitzende der evangelischen Kirche, mit zu viel Alkohol im Blut Auto gefahren war. Sie trat sofort von ihrem Amt zurück und es wurde allgemein zugegeben, dass ein Mann wohl kaum wegen eines solchen Delikts diesen Schritt getan hätte. Das kirchliche Recht, die Frau zu maßregeln, wurde übrigens erst im Jahr 1918 abgeschafft.

Es geht mir bei diesen Ausführungen nicht um ein feministisches Aufbegehren oder eine Kampfansage an das männliche Geschlecht. Im Gegenteil: Wenn wir eine Änderung der Information im Feld erreichen möchten, dann gilt es, aus einem

Denken und Verhalten gegenseitiger Ablehnung oder Konkurrenz herauszukommen. Mann und Frau sind unterschiedliche Wesen und wir tun gut daran, die Vorteile der Unterschiedlichkeit zu nutzen, uns gegenseitig mit unseren Fähigkeiten und Eigenheiten zu schätzen und zu ergänzen. Wir erlauben uns also, mithilfe der Klopfakupressur die vielen unnötigen Schuldgefühle, die uns am freudigen Leben hindern, aufzulösen und damit einen Beitrag zu leisten, dass die nachfolgenden Frauengenerationen mit leichterem Gepäck unterwegs sind.

Schuldgefühle sind deshalb so wichtig in der Klopfakupressur, weil sie oft versteckt sind und mit anderen Gefühlen verwoben sein können. Viele Frauen fühlen sich schlichtweg schon deshalb schuldig, weil sie überhaupt negative Gefühle haben. Wir alle machen Fehler, und wir alle fühlen uns auch hin und wieder aus den verschiedensten Gründen schuldig. Das ist menschlich. Doch im Gegensatz zu Ärger oder Traurigkeit halten sich Schuldgefühle oft viel hartnäckiger, manchmal über Jahre oder sogar Jahrzehnte hinweg. Achten Sie auf schwächende Glaubenssätze wie »Das ist nicht mehr gutzumachen« oder »Das werde ich mir nie verzeihen«.

Schuldgefühle können sich auf das beziehen, was wir getan haben. Auch auf das, was wir nicht getan haben, jedoch hätten tun können oder sollen. Sie beziehen sich auf Gedanken, die wir uns gemacht haben, auf Gedanken, die wir uns nicht gemacht haben, oder auch auf Gedanken, die wir uns fast gemacht hätten. Auf Gefühle wie Wut und Eifersucht, die wir uns nicht zugestehen, oder auch auf Gefühle, zu denen wir in einem bestimmten Moment nicht fähig waren, wie zum Beispiel zu Mitgefühl oder Zuneigung.

Schuldgefühle haben viel damit zu tun, sich übermäßig verantwortlich zu fühlen, und zwar nicht nur für sich selbst, sondern auch und gerade für andere. Für den Partner, die Kinder, die Eltern und Verwandten, für den Haushalt und das Wohlergehen der Nachbarn.

Wenn Sie anfällig sind für Schuldgefühle, dann fällt es Ihnen schwerer, Ihre Bedürfnisse zu erkennen und ihnen Raum zu geben. Um Schuldgefühle gar nicht erst entstehen zu lassen, vermeiden Sie vielleicht die Erfüllung Ihrer tiefsten inneren Bedürfnisse, nur um nicht anzuecken. Das jedoch erzeugt Unzufriedenheit und ruft neue Gefühle des Ärgers oder der Traurigkeit hervor.

Wenn Sie spezifische Schuldgefühle mit Klopfakupressur lösen möchten, so finden Sie hier einige Beispiele, mit welchen Einstimmungssätzen Sie einsteigen könnten:
»*Auch wenn ich mich jedes Mal schuldig fühle, wenn …, achte ich mein Wesen und nehme mich an, so wie ich bin.*«
»*Auch wenn ich mir nicht verzeihen kann, dass …, liebe und akzeptiere ich mich, so wie ich bin.*«
»*Auch wenn diese Schuldgefühle mich daran hindern, in meine Kraft zu kommen, …*«
»*Auch wenn ich versuche, es allen* (möglichst spezifisch) *recht zu machen, weil ich mich sonst schuldig fühle, und mich dabei vernachlässige, …*«
»*Auch wenn ich durch diese Selbstvorwürfe nicht mehr einschlafen kann/… Kopfschmerzen bekomme/… zu viel esse … nicht mehr gut für mich sorge, …*«

Wenn Sie möchten, schließen Sie ab mit einer positiven Wahl:
»*… und öffne mich jetzt für die Möglichkeit, dieses Gefühl aufzulösen, gehenzulassen, umzuwandeln in …*«
»*… und verzeihe mir, dass …*«
»*… und entscheide mich jetzt, besser für mich zu sorgen, indem ich …*«
»*… und öffne mich jetzt für die Gewissheit, dass ich immer mein Bestes gebe und das ist gut genug*« (für die perfektionistischen Frauen unter uns).

Sollte es bestimmte Begebenheiten oder Ereignisse in Ihrem Leben geben, für die Sie sich die Schuld geben oder sich anklagen, dann beklopfen Sie bitte direkt diese Ereignisse, mit allen Gefühlen, die damit verbunden sind. Ist Angst mit dabei? Scham oder Reue? Welche Aspekte sind involviert? Sie können auch die in Kapitel 5 beschriebene Filmtechnik anwenden.

Bei Schuldgefühlen ist vor allem der Dickdarm-Meridian beteiligt. Zum Ausgleichen dieses Meridians können wir den Zeigefingerpunkt klopfen und dabei die positive Affirmation aussprechen:

»Ich nehme mich an, mit all meinen Fehlern und Schwächen, und öffne mich jetzt für eine liebevolle Haltung mir gegenüber.«

Wenn Sie Ihre Schuldgefühle nach und nach auflösen, kommen Sie in einen Zustand des inneren Friedens und der Selbstannahme. Ihr Vertrauen in Ihre Entscheidungen wird größer. Das heißt natürlich nicht, dass Sie keine Fehler mehr machen, Sie werden sich jedoch besser mit Ihren Schwächen annehmen und das wiederum nimmt den Fokus von Ihren Fehlern weg. Er richtet sich auf Ihre Fähigkeiten und auf das, was Sie gut machen und worauf Sie stolz sein können. Ihre Energiefrequenz erhöht sich und Sie gehen das Leben gelassener an, es kommt in Fluss.

Wir dürfen Fehler machen und uns mit unseren Schwächen annehmen.

Blütenessenzen und Aromaöle bei Schuldgefühlen

Wenn Schuldgefühle und ein schlechtes Gewissen für Sie typisch sind oder Sie an einem heiklen Thema in Bezug auf Schuld arbeiten, so verbessern Sie die Wirkung der Klopfakupressur zusätzlich mithilfe der Bachblüte *Pine*. Sie ist das Hauptmittel bei Selbstanschuldigungen. *Crab Apple* kann helfen, wenn Schuldgefühle mit einem Gefühl der Unreinheit einhergehen. Sind Selbstvorwürfe mit Mutlosigkeit gekoppelt, kommt auch die Blüte *Larch* in Betracht, denn Larch gibt Kraft und führt ins Selbstvertrauen zurück.

Als Aromaöl können Sie ein paar Tropfen *Bergamotte* in die Duftlampe geben. Es hat eine frische und warme Duftnote, muntert auf und gleicht auf sanfte Weise Stimmungsschwankungen auch bei Schuldgefühlen aus.

Scham

Mit den Schamgefühlen verhält es sich ähnlich wie mit den Schuldgefühlen: Frauen sind dafür empfänglicher als Männer. Auch Scham ist ein introvertiertes Gefühl und mit dem Wunsch gekoppelt, sich klein zu machen oder sich am liebsten zu verstecken, »in den Boden zu versinken«. Wir können vor Scham erröten, wenn die Menschen, denen gegenüber Scham empfunden wird, anwesend sind. Doch Scham kann auch ganz im Stillen gefühlt werden. Meist ist sie dann mit einem spezifischen Ereignis gekoppelt, das Sie mit Klopfen auflösen können.

Wenn wir uns schämen, dann stehen wir nicht so gut da, wie wir das von uns erwartet haben. Wir sind nicht so stark oder selbstsicher, wie wir sein wollten, irgendetwas ist misslungen, wir fühlen uns ertappt oder ungewollt gesehen.

Auch Schamgefühle haben einen nützlichen Hintergrund. Sind sie natürlicher Art, so sorgen sie dafür, dass unsere Intimsphäre, unser Innerstes, geschützt ist. Wir sollten frei entscheiden können, wann und wem gegenüber wir unser Innerstes offenbaren wollen. Geschieht dies nicht, fühlen wir uns in unserem natürlichen Schamgefühl empfindlich verletzt. Gerade Opfer von Missbrauch sind oft mit Schamgefühlen besetzt, und sie schweigen, weil ihr Intimstes beschmutzt wurde und sie sich sogar noch mitschuldig fühlen, dass es so weit kommen konnte.

Scham ist das einzige Gefühl, das mir bekannt ist, welches »anbefohlen« werden kann. »Schäm dich«, das ist die Aufforderung, die Kindern deutlich machen soll, dass da gerade etwas Schlechtes oder Schändliches getan wurde. »So etwas tut man nicht« ist die Botschaft, die dahinter steht. Damit erspart man sich eine Erklärung, die dem Kind Aufschluss darüber geben könnte, was soeben abgelaufen ist oder wie es mit der Situation besser hätte umgehen können.

Scham kann jedoch auch später immer wieder auftreten, wenn wir zum Beispiel von einer Person offen abgelehnt werden, vor allem, wenn diese Person für uns wichtig ist oder uns sehr nahesteht. Es scheint damit zu tun zu haben, plötzlich und unerwartet in negativer Weise im Mittelpunkt der Aufmerksamkeit zu stehen.

Negative Bewertungen, die zu einem Gefühl der Scham führen, sind immer verbunden mit der Überzeugung, etwas nicht richtig gemacht zu haben oder nicht o.k. zu sein, dumm, wertlos oder eben nicht gut genug zu sein. Im Laufe der Jahre werden sie zu tiefen Kernüberzeugungen, die sich hartnäckig halten.

Wenn Sie in Ihrer Kindheit häufiger Situationen erlebt haben, in denen Sie sich zu dumm, zu hässlich, zu klein oder nicht so erlebt haben, wie Sie hätten sein sollen, sind Sie vielleicht mittlerweile überzeugt davon, »nie gut genug« zu sein? Dies ist einer der häufigsten negativen Glaubenssätze. Er führt zu einem Verhalten, das nicht mehr unbedingt von inneren Bedürfnissen und aus dem Herzen heraus genährt wird. Es orientiert sich mehr daran, was andere von Ihnen erwarten oder erwarten könnten. Sie können durch bloße Taten diesen Glaubenssatz nicht entkräften, im Gegenteil, durch Perfektionismus und übermäßiges Engagement halten Sie ihn noch zusätzlich aufrecht. Das ist ja das Fatale: Sie versuchen verzweifelt, alles zu tun, um endlich gut genug zu sein, aber es gelingt Ihnen nicht, da die Überzeugung auch bei Erfüllung der Ziele wieder neue Nahrung erhält. Die Ziele werden immer höher gesteckt, damit bleiben sie unerreichbar und Sie bekommen weiterhin Ihre negative Kernüberzeugung bestätigt.

Hier möchte ich als Beispiel die weit verbreitete Unzufriedenheit der Frauen mit ihrem eigenen Körper anführen. Wenn wir uns nur nach den Bildern aus der Werbung und Modezeitschriften richten, entsteht ein völlig verzerrtes Frauenbild. Jede von uns hat den einen oder anderen Körperbereich, mit dem sie nicht so ganz zufrieden ist. Für manche ist es zum morgendlichen Ritual geworden, sich vor dem Spiegel einem prüfenden Blick zu unterziehen und ihm regelmäßig nicht standzuhalten, sondern eine Grimasse zu ziehen und sich abzulehnen. Was tun Sie da energetisch mit sich selbst? Was für eine Schwingung erzeugen Sie regelmäßig in Ihrem Energiesystem, wenn Sie so mit sich umgehen? Stattdessen stellen Sie sich doch vor den Spiegel und klopfen ein paar Runden und lassen den Tag damit etwas gelöster beginnen.

Sie werden in diesem Buch keine Hinweise darauf bekommen, wie Sie am besten Ihr Körpergewicht reduzieren können, dazu findet sich schon genügend Literatur. Natürlich gibt es Frauen, die so stark übergewichtig sind, dass sie damit ihre Gesundheit gefährden. Doch ich bin davon überzeugt, dass ein paar Pfunde zu viel erst dann einen größeren Schaden in Ihrem Körper und Ihrer Seele anrichten, wenn auf sie täglich mit Selbstanklage und Unzufriedenheit reagiert wird. Und so entsteht ja auch der Teufelskreis, denn aus der Ablehnung des eigenen Körpers heraus wird aus Frust wieder mehr gegessen ... was die Selbstanklage noch verstärkt, denn wieder war ich nicht stark genug, wieder war ich »nicht gut genug«.

Die ständige Beschäftigung mit negativen Gedanken kostet viel Energie und kann Ihnen wirklich das Leben unnötig schwermachen. Nehmen Sie Ihren Körper zunächst einmal so an, wie er geschaffen ist, damit stärken Sie sich. Auch einer effektiven Gewichtsreduktion geht die vorbehaltlose Selbstannahme voraus.

Eine meiner Schwachstellen ist eine Zahnlücke zwischen den vorderen Schneidezähnen, die mir in der Pubertät sehr zu schaffen gemacht hat. Ich versuchte, diesen empfundenen Makel zu verbergen und beim Lachen meine Zähne nicht offen zu zeigen. Das sah sicherlich ziemlich verkrampft aus. Es hielt so lange an, bis ich als Studentin einmal einen Afrikaner kennenlernte, der einen Kommentar dazu machte, der mir ganz neu war. Er erklärte mir, dass solch eine Zahnlücke in Afrika als ein Zeichen von Sinnlichkeit gesehen wird. Das hat mir die Augen dafür geöffnet, wie sehr das, was als schön betrachtet wird, auch von der jeweiligen Kultur abhängt. Übrigens hat auch Gary Craig, der Begründer von EFT, eine Zahnlücke – und für ihn war sie wahrscheinlich nie ein Problem, da er sie anders bewertet hat. In Afrika ist zum Beispiel auch ein großer Po bei Frauen ein Zeichen von Schönheit und Sexappeal. Wichtig ist letztlich, dass wir uns annehmen, so wie die Natur uns geschaffen hat. Wir sind göttliche Geschöpfe und damit ist jede von uns einzigartig, und in diesem Bewusstsein dürfen wir auch leben.

Das beinhaltet letztlich natürlich auch, dass wir unserem Körper möglichst die Nahrung, das Wasser und die Bewegung zukommen lassen, die förderlich für uns ist und unser allgemeines Wohlbefinden unterstützt. Verwenden Sie die Klopfakupressur, um die Bereiche Ihres Körpers, mit denen Sie unzufrieden sind, ein bisschen liebevoller anzunehmen:

»Auch wenn ich mich schäme, weil ich glaube, eine zu große Nase/*einen zu großen* Po/*eine zu kleine* Brust/*eine zu große* Brust/... *zu haben, achte ich mein* Wesen, *nehme meinen* Körper *in* Liebe *an und erkenne, dass ich einzigartig bin.«*

»Auch wenn ich mich schäme, wenn ich mich mit ... vergleiche und mich hässlich finde, liebe und akzeptiere ich mich, nehme meinen Körper in Liebe *an und erkenne, dass ich einzigartig bin.«*

Als Erinnerungssatz:
»Diese Scham, *weil ich eine zu große/zu kleine ... habe.«*

Wählen Sie auch spezifische Ereignisse aus der Vergangenheit aus, die für Sie mit Scham besetzt waren, und verringern Sie deren emotionale Ladung durch Klopfen. Die Filmtechnik aus Kapitel 5 wird Sie dabei unterstützen. Mit der Zeit werden Sie einem neuen, positiveren Glaubensmuster seine Kraft verleihen.

Wenn Ihre Angst vor Schamgefühlen so groß wird, dass Sie Situationen meiden, in denen Sie sich bloßstellen könnten oder Ihnen etwas peinlich werden könnte, dann verpassen Sie Chancen, machen sich kleiner, als Sie sind, und richten sich eine ziemlich enge Komfortzone ein. Das wäre doch schade, oder?

Überwinden Sie stattdessen hinderliche Schamgefühle, werden Sie sich Ihrer Kräfte und Ihrer positiven Seiten bewusster und so steht Ihnen für Ihre Aufgaben natürlich mehr Energie zur Verfügung. Die Transformation führt Sie in die bedingungslose Selbstannahme. Das macht es Ihnen auch viel leichter, anderen Menschen mit Verständnis und Wohlwollen zu begegnen. Der Frieden mit sich selbst lässt Sie den Frieden mit Ihrer Umgebung finden. Es lohnt sich, denn daraus erwächst eine stille Lebensfreude.

Blütenessenzen und Aromaöle bei Schamgefühlen

Schamgefühle sind mit der Bachblüte *Larch* begleitend zur Klopfakupressur recht gut zu beeinflussen, vor allem, wenn Sie mit Ihrer äußeren Erscheinung oder mit Ihren Leistungen im Zweifel sind. Übermäßige Selbstkritik in Verbindung mit starker Empfindlichkeit bei kritischen Äußerungen anderer Personen ist ein Hinweis auf die Blüte Larch, deren Schwingungsinformation Ihnen dann guttun wird.

Wenn Schamgefühle Sie dazu bringen, sich hinter einer Maske zu verstecken, so unterstützt wiederum die Blüte *Agrimony* Sie, die Maske mutig abzulegen und zu sich zu stehen. *Crab Apple* ist bei Scham über das eigene Aussehen angezeigt. Sind die Schamgefühle mit Schuldzuweisungen an sich selbst verbunden, kommt wieder die Blüte *Pine* in Betracht, das Hauptmittel bei Schuldgefühlen.

Wie bei Schuldgefühlen können auch bei Schamgefühlen die Aromaöle *Bergamotte* und *Melisse* Verwendung finden. Insbesondere Bergamotte hat sowohl einen beruhigenden als auch einen tonisierenden Einfluss, wirkt also ausgleichend bei Stresssymptomen und aufmunternd, wenn es Ihnen an Selbstvertrauen fehlen sollte.

Traurigkeit

Wenn wir traurig sind, empfinden wir dies als schmerzhaft. Das Wort »Schmerz« verwenden wir sowohl für psychische als auch für körperliche Schmerzen. Beide stehen sich in der Art, wie wir sie empfinden, sehr nahe und wir können Traurigkeit tatsächlich wie einen körperlichen Schmerz empfinden, oft als Schmerz im oberen Brustbereich, im wahrsten Sinn als Herzschmerz. Wenn wir uns diesem Schmerz hingeben und ihn wirklich mit Achtsamkeit erspüren, ihn nicht ablehnen oder durch Ablenkung abzuwehren versuchen, so verliert er allein dadurch schon an Intensität. Durch Traurigkeit werden wir darauf aufmerksam gemacht, dass wir etwas als Verlust empfinden. Traurigkeit ist die mit einem Abschied verbundene Emotion, das kann der Abschied von einer Vorstellung, von einem Gedanken oder auch der Abschied von einem geliebten Menschen oder Wesen sein.

»Abschied ist die innigste Form menschlichen Zusammenseins.«
Hans Kudszus

Meist werden wir dazu angehalten, möglichst wenig oder keine Traurigkeit zu empfinden. »Sei nicht traurig« oder »Sei tapfer«, das ist die sicherlich gut gemeinte Aufforderung, die uns aus diesem Gefühl wieder herausbringen soll. Wird Traurigkeit nicht als eine natürliche Emotion zugelassen, so erleben wir sie von Kindesbeinen an als etwas, was wir eigentlich nicht fühlen sollten. Das kann vor allem dann passieren, wenn die Eltern es eigentlich selbst nicht aushalten, ihr Kind traurig zu sehen. Anstatt diese Emotion beim Kind einfach eine Zeitlang zuzulassen, wird dann alles Mögliche unternommen, um die Traurigkeit möglichst schnell zu beenden. Mal ist sie nicht angebracht oder es ist gerade nicht der richtige Zeitpunkt dafür, mal wird die Kinderseele in diesem Moment einfach nicht in ihrem Schmerz wahrgenommen.

Wir sind traurig, wenn wir einen Verlust erleiden, wenn etwas Schönes, das wir erwartet haben, nicht eintritt oder verfrüht endet, bevor wir damit gerechnet haben. Wir können jedoch auch dann traurig werden, wenn eine Bezugsperson oder eine nahestehende Person uns mit Ablehnung begegnet. Hier ist wieder die empfundene Ablehnung ausschlaggebend, und diese hängt mit Ihrem Glaubenssystem zusammen: Je schmerzlicher Sie in Ihren frühen Jahren Ablehnung erfahren haben, desto öfter wird es später Situationen geben, in denen Sie mit dieser Emotion wieder in Resonanz gehen. Sie werden in Ihnen die früher schmerzlich empfundene Ablehnung wieder wachrufen. Egal ob bewusst oder unbewusst, der Verlust oder die Zurückweisung wird in Ihnen erneut lebendig, und das schmerzt natürlich. Die Traurigkeit, die aus einer empfundenen Ablehnung resultiert, ist vielleicht eines der am schmerzlichsten wahrgenommenen Gefühle überhaupt. Wir möchten dazugehören, zur Gruppe, zur Familie, zur Sippe. Dies ist eines unserer tiefsten Bedürfnisse und wenn es nicht erfüllt wird, bedeutet das aus evolutionärer Sicht eine Gefahr. Die Zugehörigkeit zur Sippe war früher die Voraussetzung für das Überleben.

Wenn wir jedoch Meisterinnen darin geworden sind, sogar werden mussten, Traurigkeit abzuwehren und nicht zu fühlen, so haben wir auch gelernt, uns anderer Gefühle als Ersatz zu bedienen. Das vermindert jedoch den Stress nur scheinbar, eine wirkliche Auflösung kann durch einen Abwehrmechanismus nicht erfolgen. Es entsteht beispielsweise Wut oder sogar Hass aus einer abwehrenden Haltung heraus. Traurigkeit wird häufig als Schwäche gesehen und verborgen. Das kann schwerwiegende Konsequenzen für die Beziehungen zu unseren Mitmenschen haben. Wenn wir ganz andere als die wahren Gefühle zeigen und uns entsprechend ablehnend oder abwehrend verhalten, so kommt dies bei unserem Gegenüber auch falsch an. Die wahre Botschaft kann nicht verstanden werden, Missverständnisse aufgrund von Fehlinterpretationen sind die Folge. Wir möchten in unserem Schmerz, in unserem unerfüllten Bedürfnis gesehen und geachtet werden.

Sie sind die Erste, die sich diese Achtung zuteilwerden lassen sollte. Mithilfe der Klopfakupressur können Sie die Emotion und das dahinterstehende Bedürfnis beklopfen und sich so Erleichterung verschaffen. Ich beziehe dies vor allem auf eine Traurigkeit, die sich immer wieder in ähnlichen Situationen einstellt. Zunächst können Sie die Traurigkeit einfach spüren und so erkennen, was Sie gebraucht hätten, aber nicht bekamen oder was Sie hatten und wieder verloren.

Versuchen Sie bitte auch, wenn Sie Ärger empfinden, einmal tieferzugehen und hineinzuspüren, ob sich eventuell Traurigkeit dahinter verbergen könnte. In meiner Praxis zeigt sich häufig im Verlauf einer Sitzung eine starke Traurigkeit, nachdem andere vordergründige Emotionen aufgelöst werden konnten. Nutzen Sie die Klopfakupressur, um all diese »Emotionsschichten« nach und nach als verschiedene Aspekte aufzudecken und deren Heftigkeit zu reduzieren.

Erkennen Sie anhand Ihrer Gedanken und Bewertungen, welche Erwartungen Sie an sich oder andere Menschen haben. Wenn diese nicht angebracht sind, so können Sie sie mit Klopfakupressur auflösen.

Als Einstimmungssatz:

»*Auch wenn ich traurig bin, weil ich mich so sehr darauf gefreut hatte* ... (z.B. *in dieses Konzert zu gehen*), *achte ich mich und nehme mein Wesen vollkommen an* ...«

»*Auch wenn ich traurig bin, weil ich erwartet hatte, dass* ... (z.B. *ich zu diesem Abendessen meiner Freunde eingeladen werde*), *und ich jetzt gar nicht weiß, wie ich damit umgehen soll, liebe und akzeptiere ich mich, so wie ich bin* ...«

Wenn Sie das dahinterstehende unerfüllte Bedürfnis erkennen, so beziehen Sie es am besten auch gleich mit in den Einstimmungssatz und den Erinnerungssatz ein: Ist es zum Beispiel ein Bedürfnis nach Nähe, Sicherheit, Wertschätzung oder Ruhe? Nach Freiheit, Veränderung, Vertrauen oder Zugehörigkeit?

»*Auch wenn ich traurig bin, weil* ... (z.B. *mein Partner*) *mein Bedürfnis nach Wertschätzung nicht erfüllt hat, liebe und akzeptiere ich mich voll und ganz.*«

»*Auch wenn ich traurig bin, wenn ich erkenne, dass mein Bedürfnis nach Ruhe nicht erfüllt wird, achte ich mich und nehme mich an, so wie ich bin.*«

Blütenessenzen und Aromaöle bei Traurigkeit

Der große Seelentröster unter den Bachblüten ist *Star of Bethlehem*. Wenn Sie eine vergangene Trauersituation noch zu verarbeiten haben oder seelische Verletzungen aus der Kindheit mit Klopfakupressur auflösen möchten, so ist diese Blüte eine gute Begleiterin, sie wird Ihnen zusätzlichen Trost spenden. Auch bisher verdrängte Ereignisse vermag sie ans Licht zu bringen, die Sie wiederum durch Klopfen, zum Beispiel mithilfe der Filmtechnik aus Kapitel 5, Seite 126 ff. auflösen können.

Verlusterlebnisse werden mit der Blüte *Honeysuckle* erleichtert. Wenn die Traurigkeit still und nach innen gekehrt ist, so hilft *Water Violet* weiter, damit Sie sich wieder nach außen öffnen können. Geht die Traurigkeit mit der Zeit in eine innere Verbitterung über, so ist *Willow* angezeigt. Willow hilft bei allen Zuständen, die in eine Verbitterung münden.

Alle stimmungsaufhellenden Aromaöle helfen dabei, Traurigkeit auszugleichen und wieder in die Lebensfreude zu kommen. Hierzu gehört der aufmunternd blumige Duft der *Rosengeranie*, auch *Jasmin* und *Mandarine* sind Düfte, die die Stimmung heben.

Ylang Ylang wirkt nervöser Depression entgegen und hat einen weichen, sinnlichen Duft. Es stimuliert die Ausschüttung von Endorphinen über die Hirnanhangdrüse, welche nicht nur bei emotionalen, sondern auch bei körperlichen Schmerzen hemmend einwirken.

Folgen negativer Emotionen: Selbstzweifel, Zögerlichkeit und Erschöpfung

Das Auflösen oder Ausgleichen aller bisher genannten Emotionen trägt dazu bei, immer wieder auftretende negative Gedanken zu reduzieren. Selbstzweifel sind der Ausdruck einer von negativen Kernüberzeugungen geprägten inneren Haltung, die mit negativen Emotionen wie zum Beispiel Angst oder Unsicherheit verbunden ist. Bei Selbstzweifeln stellen wir immer wieder in Frage, ob wir gut genug sind, ob wir überhaupt die Eigenschaften haben, die wir für bestimmte Situationen brauchen. Es blockiert unsere innere Entwicklung, wenn wir uns vor lauter Selbstzweifeln nichts mehr zutrauen.

Die Folge von Selbstzweifeln kann zum Beispiel Zögerlichkeit sein, welche ein Vermeidungsverhalten darstellt. Wir vermeiden unangenehme Situationen, indem wir lästige oder unangenehme Aufgaben immer weiter hinausschieben, anstatt sie zu erledigen. Der größte Stress entsteht jedoch nicht durch die Dinge, die wir tun, sondern durch den Druck, der durch die ungetätigten Aufgaben auf uns lastet.

Möglicherweise ist es auch die Angst vor einer Blamage oder die Angst vor Misserfolg, die uns zurückhält, das im Augenblick Nötige zu tun. In jedem Fall ist bei Zögerlichkeit der Widerstand durch negative Emotionen größer als die Energie, zur Tat zu schreiten.

Selbstzweifel und Zögerlichkeit sind also keine Emotionen an sich, sondern eher die Folge von negativen Emotionen und hinderlichen inneren Glaubenssätzen. Sie treten mit Vorliebe dann auf, wenn Sie sich nahe an der äußeren Grenze Ihrer Komfortzone bewegen und das nötige Vertrauen (noch) nicht da ist, sie ein bisschen auszudehnen.

In Kapitel 6 über *Inner Self-Care* (ab S. 143) werde ich nochmals auf die Macht der inneren Dialoge und Selbstzweifel eingehen. Sehen Sie sie als eine Sonderform der psychologischen

Umkehr des »Nicht-gut-genug-Seins« und behandeln Sie sie wie ein eigenes Thema. Gut, wenn Sie sich zunächst damit annehmen, indem Sie einen entsprechenden konkreten Einstimmungssatz bilden und dann die dazugehörigen Emotionen beklopfen. Sie erinnern sich sicherlich auch noch an verschiedene Ereignisse, in denen Ihre Selbstzweifel ihren Anfang nahmen. Wenn Sie erfolgreich sind, werden Sie mit einem Energieschub belohnt werden.

Erschöpfung ist die Folge einer stetigen Überforderung. Insofern ist es in solch einem Zustand zunächst am wichtigsten, die Anforderungen zu reduzieren. Auch hierzu erhalten Sie Unterstützung im Kapitel über Inner Self-Care. Achten Sie bei Erschöpfung auch auf die vorangegangenen Emotionen. Was hat Sie erschöpft? Was haben Sie sich abverlangt und was hat es bei Ihnen ausgelöst? Wie haben Sie sich dabei gefühlt?

Versuchen Sie, sich über die inneren negativen Überzeugungen und Befürchtungen klar zu werden und machen Sie diese zu einem Thema für die Klopfakupressur. Damit werden Sie die Folgen dieser negativen Emotionen abschwächen.

Blütenessenzen bei Selbstzweifeln, Zögerlichkeit und Erschöpfung

Die Bachblüte *Larch* kann Sie bei der Bearbeitung von Selbstzweifeln wunderbar unterstützen. Wenn sie mit Schuldgefühlen einhergehen, ist auch die Blüte *Pine* eine mögliche Wahl. Sollten Sie mit Skepsis behaftet die Zukunft immer wieder schwarz sehen, so ist *Gentian* eine sanfte Blüte, die Ihnen helfen kann, mit Mut und Ausdauer Ihre Vorhaben anzugehen. Die Blüte *Cerato* hilft Ihnen, in die Selbstverantwortung zu gehen und erleichtert das Treffen von klaren Entscheidungen. Die große Kraftblüte unter den Blütenessenzen ist *Hornbeam*. An diese können Sie immer dann denken, wenn ein emotionaler Zustand Sie aus der Mitte wirft und Sie mehr Mut und Kraft für Ihre Aufgaben brauchen. Hornbeam motiviert und gibt neuen Schwung, daher ist diese Blüte natürlich auch bei Zögerlichkeit hilfreich. Wenn Ihre Gedanken immer wieder um die gleichen Themen kreisen, so beruhigen Sie sie mithilfe von *White Chestnut*.

In der Tabelle im Anhang finden Sie einige Anregungen für die richtige Blüte. Meine Favoriten sind *Hornbeam* (gibt Kraft bei den täglichen Aufgaben), *Larch* (wenn Sie sich momentan überfordert fühlen) und *Olive* (wenn Sie sich völlig ausgelaugt fühlen).

5

Wie Sie mit Vergangenheit, Gegenwart und Zukunft in Einklang leben

»Wenn wir das ›Leben‹ anschauen – die Fülle und den Mangel unserer spirituellen und materiellen Errungenschaften, unsere Beziehungen und Karrieren, unsere größten Lieben und unsere tiefsten Ängste, dann sehen wir möglicherweise in den Spiegel unserer stärksten, wenn auch oft unbewussten Überzeugungen.«

Gregg Braden

Zeit ist eine Illusion – der gegenwärtige Moment ist der einzige, der uns wirklich zur Verfügung steht. Die Gegenwart ist die Zeit, die wir wirklich für uns nutzen können, in der wir etwas neu erschaffen oder verändern können. Es ist die einzige Zeit, in der wir aktiv auf unsere Bewertung der Vergangenheit und auf die Gestaltung der Zukunft Einfluss nehmen können. Daher ist das, was wir als Vergangenheit, Gegenwart oder Zukunft wahrnehmen, so eng miteinander verwoben. Die Vergangenheit schwingt noch in uns nach und ist als solche noch gegenwärtig. Die Zukunft formt sich aus der Erfahrung und

Gestaltung der Gegenwart heraus. Über die noch immer aktiven alten emotionalen Muster in uns wirkt unsere Energie bis in die Zukunft hinein.

Wir können diese Schwingungsmuster jedoch beeinflussen. Durch einen achtsamen Umgang mit uns, worauf ich im Kapitel über Inner Self-Care näher eingehen werde, lösen wir uns von alten emotionalen Verletzungen. Wenn wir Wünsche und Pläne für unsere Zukunft haben, so können wir auch mithilfe unserer Achtsamkeit wahrnehmen, welche negativen Emotionen diesen entgegenstehen.

Über das Erkennen und Auflösen mittels Klopfakupressur tauchen wir die Vergangenheit in ein neues Licht und geben unserer Zukunft eine größere Chance, sich nach unseren Wünschen zu manifestieren.

Ärger, Groll und Schuld sind die Emotionen, die uns in unserer Vergangenheit festhalten. Die auflösende Vergebung erhöht unsere Schwingung und transformiert sie in ein Muster, bei dem wir wieder in Berührung kommen mit unserer innewohnenden göttlich-weiblichen Kraft. Mit dem Teil in uns, der wertvoll und liebenswert ist, der Nachsicht mit unseren eigenen Fehlern und Schwächen hat und liebevoll unterstützend auf uns einwirkt.

Ängste, Zweifel und alter Schmerz sind Hindernisse auf dem Weg in die erhoffte Zukunft. Glück und Erfolg stellen sich am leichtesten dann ein, wenn wir uns auf unsere Wünsche und Vorhaben positiv einstimmen. Dazu ist es zunächst hilfreich zu erkennen, welche Emotionen uns daran hindern. Wir lösen uns durch Klopfen von den Kräften, die unseren Zielen entgegenstehen.

Die Vergangenheit loslassen – Der innere Friedensweg

Alle emotional bewegenden Ereignisse in unserem Leben prägen sich nicht nur in unser Gedächtnis, sondern in unser gesamtes Energiesystem ein. Unsere positiven und negativen Kindheitserlebnisse der ersten sechs Jahre sind die entscheidendsten, weil wir in dieser Zeit noch ungefiltert alles aufnehmen, was uns präsentiert wird. Dabei ist es unerheblich, ob wir uns noch bewusst an die Ereignisse erinnern oder nicht. Wenn sie in Vergessenheit geraten sind oder wir sie verdrängt haben, ist ihre Energie dennoch in unserem System aktiv. Auch die scheinbar kleinsten Erlebnisse können große Auswirkungen haben, je nachdem, wie wir sie bewertet haben, wie wir sie empfunden haben und welche Schlüsse wir daraus für unser weiteres Leben gezogen haben. Wir tendieren in der Gegenwart dazu, mit Ereignissen und Menschen in Resonanz zu gehen, die diese unaufgelösten Emotionen wieder und wieder in uns hervorrufen. Wir wiederholen die alten Dramen und tragen unbewusst zu deren Aufrechterhaltung bei. Natürlich leiden wir darunter, fühlen uns ungerecht behandelt oder hilflos und können nicht verstehen, warum dieses Schicksal ausgerechnet uns trifft.

Wenn wir jedoch alles als Energie und Schwingung betrachten, erhalten wir einen erweiterten Blickwinkel, der uns verständlich macht, was in unserem Energiesystem passiert: Die Ereignisse der Vergangenheit rufen »Missklänge« in uns hervor, die noch bis in die Gegenwart nachwirken. Unser Energiesystem unterscheidet nicht zwischen Vergangenheit und Gegenwart, es stellt bei allen neuen Geschehnissen sofort eine Verbindung zu aktivierten emotionalen Inhalten aus der Vergangenheit her. Wie ein Echo hallt der alte Schmerz in uns nach und wird immer wieder »wachgerufen«.

Die neuen Situationen, in die wir geraten, bestätigen also jedes Mal aufs Neue unser Glaubenssystem, das wir aufgrund der Erlebnisse aus der Kindheit aufgebaut haben. Wir wollen in gewisser Weise recht behalten und »suchen« daher gänzlich unbewusst nach Beweisen und Bestätigungen dafür. Und natürlich werden wir fündig, da wir so beharrlich dran bleiben. Wenn Sie tief im Innern über Jahre oder Jahrzehnte hinweg die Überzeugung erlangt haben, dass Sie nie gut genug sein können, egal wie sehr Sie sich abmühen, so werden Sie in der Gegenwart unbewusst nach Bestätigungen für diese Einstellung Ausschau halten und damit in dem alten Muster verharren.

Unser altes Glaubenssystem will unbedingt recht behalten.

Es ist wichtig, dass Sie sich dies immer wieder vor Augen führen, denn es ist der erste und wichtigste hilfreiche Schritt, um aus dem kraftraubenden Kreislauf herauszufinden. Sie können durch Aufarbeitung der alten Verletzungen die energetischen Muster in Ihnen umformen, sodass selbst Ihre hartnäckigsten negativen Überzeugungen eine gute Chance bekommen, sich zu wandeln in ein insgesamt positiveres Glaubenssystem.

Im Kapitel über unser Glaubenssystem habe ich hilfreiche Anleitungen gegeben, um den in der Vergangenheit entstandenen Mustern auf die Spur zu kommen. Ihre Überzeugungen erfahren Veränderung, indem Sie die emotionalen Belastungen aus der Vergangenheit auflösen.

Gary Craig empfahl allen EFT-Anwendern, nach und nach mit den belastenden Erlebnissen aus der Vergangenheit aufzuräumen. Er nannte dies »personal peace procedure«, in deutschen EFT-Kreisen wurde dies mit »persönlicher Friedensprozess« übersetzt. Das Wort »Prozess« entstammt jedoch der Kanzlei- und Gerichtssprache, die dieser Friedensarbeit nicht ganz gerecht wird. Ich möchte diese friedvolle Aufarbeitung der Vergangenheit daher den »Inneren Friedensweg« nennen.

Um diesen Weg zu begehen, nehmen Sie sich bitte eine halbe bis eine Stunde Zeit für die Vorbereitung, indem Sie aufschreiben, welche Erlebnisse aus der Vergangenheit in Ihnen negative Emotionen ausgelöst haben, Sie schockiert oder in irgendeiner Weise negativ beeinträchtigt haben. Listen Sie diese zunächst ohne bestimmte Reihenfolge auf, beschreiben Sie das Ereignis mit ein paar Worten. Wählen Sie möglichst spezifische Ereignisse, die einen Anfang und ein Ende haben.

Wenn Sie diese Liste nach der ersten Bestandsaufnahme einmal erweitert haben, sollten Ihnen mindestens 50 belastende Ereignisse einfallen. Selbst wenn Ihnen diese Zahl im Moment noch sehr hoch vorkommt, mit der Zeit fallen Ihnen immer mehr Ereignisse ein, allein durch das Beklopfen von Themen werden Sie sich besser erinnern können und Ihnen werden Themen einfallen, die damit in Verbindung stehen. Manches haben wir ganz gut und sicher versteckt – und das können wir jetzt für eine Auflösung wieder hervorholen. Gehen Sie während der Anfertigung der Liste bitte noch nicht in die einzelnen Themen hinein, geben Sie der negativen Energie nicht nach, solange Sie sie nicht mit Klopfakupressur im Detail bearbeiten und auflösen.

Sie können auch während der Auflistung der Ereignisse die verschiedenen Akupressurpunkte beklopfen und damit Ihrem Gedächtnis nachhelfen, »offener« zu werden für alte Erinnerungen, die noch nachwirken. Beginnen Sie einfach, nach und nach werden die Erlebnisse nur so aus Ihnen heraussprudeln. Auch diejenigen Ereignisse, von denen Sie glauben, dass sie heute erledigt sind, die bei Ihnen jedoch damals starke Emotionen ausgelöst haben, nehmen Sie bitte in die Liste mit auf. Sie können durch ein gezieltes Einstimmen darauf austesten und herausfinden, ob die Belastung wirklich vollkommen vorbei ist oder ob es vielleicht doch noch Aspekte gibt, die eine emotio-

Der alte Schmerz lässt uns wachsen und macht uns zu einzigartigen Frauen. Je mehr Schmerz wir loslassen, desto einzigartiger werden wir.

nale Ladung haben. Mithilfe der Klopfakupressur können Sie nun möglichst täglich eines dieser Ereignisse beklopfen und die damit verknüpfte emotionale Belastung reduzieren oder auflösen. Das nimmt oft nur wenige Minuten in Anspruch.

Als Hilfe möchte ich Ihnen eine wirkungsvolle Technik vorstellen, mit der Sie den inneren Friedensweg sanft beschreiten können. Sie wird »Filmtechnik« genannt und eignet sich sehr gut für die Verarbeitung von emotionalen Belastungen aus der Vergangenheit.

Die Filmtechnik

Sie wählen zunächst für das belastende Ereignis, das Sie in der Liste kurz beschrieben haben, einen passenden Filmtitel (z.B. »Der schrecklichste Schultag meines Lebens« oder »Der verpatzte Auftritt«). Wenn der Film in Echtzeit länger als ein paar Minuten dauern sollte, so teilen Sie ihn am besten in verschiedene kürzere Teile auf und bearbeiten diese nacheinander.

Lassen Sie den Film nun für wenige Sekunden vor Ihrem inneren Auge ablaufen und bewerten Sie die emotionale Belastung, die er bei Ihnen *momentan* auslöst. Wenn sie höher als 3-4 liegt, so klopfen Sie zunächst einige Runden, indem Sie den Einstimmungssatz, zum Beispiel:

»*Auch wenn ich* (*diesen schrecklichsten* Schultag *meines* Lebens) *noch in mir habe, liebe und akzeptiere ich mich so, wie ich bin.*«

und den Erinnerungssatz

»*Dieser schrecklichste* Schultag *meines* Lebens …«

lediglich mit dem Filmtitel formulieren, bis die Belastung durch die bloße Nennung des Titels vollkommen gelöst ist. Wenn die Gefahr besteht, dass es für Sie zu emotional werden könnte, den Film für einige Sekunden vor Ihrem inneren Auge ablaufen zu lassen, so schätzen Sie bitte lediglich ein, wie hoch die Belastung *wäre*, wenn Sie dies tun *würden*. Sie tun es also nicht wirklich, sondern stellen es sich nur vor. Damit erhalten Sie sich noch eine gewisse Distanz zu dem Erlebnis.

Erst dann erzählen Sie sich diesen Film in allen Einzelheiten, und zwar am besten laut, nicht nur in Gedanken. Sie beginnen zu einem Zeitpunkt, an dem »die Welt noch in Ordnung ist«, also bevor irgendetwas Belastendes passiert.

Sobald Sie ein emotionales Unwohlsein spüren, halten Sie inne und klopfen den aufgetauchten Aspekt, der das Unbehagen ausgelöst hat. Der einzelne Aspekt ist also Ihr Thema für den Moment. Sie formulieren einen Einstimmungssatz und einen Erinnerungssatz und beklopfen diesen, bis Sie ohne jegliche negative Gefühle davon erzählen können. Dann spulen Sie den Film in Gedanken wieder zurück und beginnen noch einmal von vorne. Sie erzählen die Geschichte bzw. die Teilsequenz der Geschichte also von Anfang an, bis Sie erneut ein emotionales Unwohlsein verspüren, das auf einen neuen Aspekt hindeutet. So machen Sie weiter, bis Sie fähig sind, den gesamten Film ohne jede negative Emotion zu erzählen. Testen Sie Ihren Erfolg am Ende, indem Sie den gesamten Film nochmals so lebendig wie möglich, mit Übertreibungen vor sich ablaufen lassen. Wenn er keinerlei negative Emotionen mehr bei Ihnen auslöst, so können Sie zufrieden mit sich sein. Ein negatives Erlebnis hat seine emotionale Ladung verloren, Ihre Schwingung im Energiesystem hat sich dadurch verändert und der durch dieses Ereignis entstandene Missklang ist behoben. Eine Saite Ihres inneren Instruments wurde neu gestimmt.

Sie können die Wirkung der Filmtechnik noch verstärken, indem Sie einen Spiegel vor sich hinstellen und die Geschichte erzählen, während Sie sich im Spiegel ansehen. Spiegelarbeit hat eine enorme Kraft, nicht nur bei der Filmtechnik.

Beginnen Sie bitte nicht mit einem übermäßig belastenden Ereignis, sondern wählen Sie zunächst moderate Themen und gehen erst dann zu stärker belastenden Erinnerungen über, wenn Sie schon Erfolgserlebnisse hatten und Ihr Vertrauen in die Technik gewachsen ist. Die Anwendung der Filmtechnik ist einfacher, wenn die Erlebnisse nur wenige Aspekte haben. Die Bearbeitung kann Sie innerhalb von relativ kurzer Zeit in einen fühlbar neuen Energiezustand versetzen.

Diese Liste lässt sich vervollständigen, sobald Ihnen neue Themen einfallen. Bei sehr traumatischen Erlebnissen oder wenn Sie unter posttraumatischem Stresssyndrom leiden, nehmen Sie bitte die Hilfe einer EFT-Therapeutin in Anspruch, die mit weiteren sanften Techniken, die speziell für die Verarbeitung von Traumata geeignet sind, vertraut ist. Sie kennen Ihre Grenzen und sind letztlich verantwortlich für Ihr Wohlbefinden.

Wenn Sie ein Thema bearbeiten, so geht damit meist von selbst eine veränderte Sichtweise der Umstände einher. Indem sich die Emotionen beruhigen, kommen Sie aus der Angriffs- oder Verteidigungshaltung heraus und gestatten sich einen neutraleren Blickwinkel auf die vergangene Situation. Sie werden vielleicht entdecken, dass Sie mehr Verständnis aufbringen können für die Beweggründe der Menschen, denen Sie vorher die Verantwortung für die emotionale Verletzung gegeben haben. Die anschuldigende Haltung verliert ihre Energie, Sie entwickeln eine wohlwollendere Sichtweise. Aus solch einer erweiterten Perspektive kann Vergebung geschehen, selbst wenn sie vorher unmöglich erschien, und zwar Vergebung Ihnen selbst gegenüber und auch anderen Menschen gegenüber.

Der innere Friedensweg lässt alte Verletzungen in einem neuen Licht erscheinen.

Der innere Friedensweg ist eine gute Art und Weise, Ihr Energiesystem insgesamt »durchlässiger« zu machen und somit die Energie freier fließen zu lassen. Dadurch werden Sie auch in Ihrem Alltag Änderungen bemerken. Achten Sie auf Ihre Stimmungen, die Veränderungen sind manchmal sehr subtil. Vielleicht merken Sie, dass Sie allgemein entspannter reagieren und sich weniger über sich selbst oder andere aufregen. Mit der Zeit werden Sie die Dinge, die Sie früher sehr persönlich genommen haben, weniger auf sich beziehen. Ihre Perspektive ändert sich und Ihre Komfortzone erweitert sich. Sie fühlen sich auch in solchen Situationen sicherer, die Sie früher beängstigt haben. Freuen Sie sich darauf.

Oft gibt es positive Nebenwirkungen und Generalisierungseffekte.

Einfache und komplexe Themen

Einmalige Ereignisse, die sich traumatisierend auf unser Energiesystem ausgewirkt haben, können meist schneller aufgelöst werden als komplexe Themen, bei denen viele Aspekte involviert sind. Die Komplexität des Ereignisses spielt eine große Rolle bei der Auflösung. Ein einmaliges Ereignis kann zum Beispiel ein Verkehrsunfall, eine beschämende Situation in der Schule oder ein Angriff durch einen Hund sein, vielleicht auch eine Situation, in der wir Mutter oder Vater als extrem gefährdet, angsterfüllt oder auch aggressiv erlebt haben.

Ich wuchs mit zwei Brüdern auf, und da sie ganz »normale Jungs« waren, die gerne Wagnisse eingingen, kam ich manchmal mit Situationen in Berührung, in denen ich sie in großer Gefahr erlebte. Auch wenn ich selbst nicht direkt in Gefahr war, lösten die Situationen bei mir enormen Stress und Angst aus. Mein jüngerer Bruder geriet einmal in Lebensgefahr und drohte im Meer zu ertrinken, als er durch eine Strömung abgetrieben wurde. Ich war damals noch keine gute Schwimmerin und so musste ich mit ansehen, wie er abdriftete und immer wieder unterging. Die Bilder sind noch heute in meinem Kopf lebendig. Doch dank der Auflösung des Themas durch Klopfakupressur kann ich heute ohne Beunruhigung daran denken. In der Folgezeit bemerkte ich als »Nebenwirkung«, dass die übermäßige Sorge um meine Brüder, die sich bis ins Erwachsenenalter fortgesetzt hatte, geringer wurde. Seien Sie gespannt auf solche positiven Nebenwirkungen, sie stellen sich oft unerwartet ein.

Manche Themen können sich als sehr komplex herausstellen, vor allem, wenn es emotional geladene Ereignisse sind, die sich über längere Zeit hingezogen oder sich immer wieder von Neuem ereignet haben. Dies erfordert eine Bearbeitung der verschiedenen involvierten Aspekte. Es können sogar die einfachsten negativen Sätze gewesen sein, die von den Eltern ohne Bedacht immer wieder ausgesprochen wurden. Sie prägen unsere Komfortzone. Komplexe Ereignisse können zum Beispiel sein: die Trunksucht des Vaters oder der Mutter, immer wieder erlebte schwere Missachtungen oder Strafen. Für die Einstufung auf der Belastungsskala ist allein Ihre subjektive Bewertung entscheidend.

Mit Maria arbeitete ich über mehrere Therapiestunden hinweg an der Thematik, dass sie von ihren Eltern als unfähig gesehen wurde, ihre Konflikte selbstverantwortlich zu lösen. »Das schaffst du doch sowieso nicht«, wurde ihr regelmäßig vermittelt und so hatte es sich in jeder Zelle ihres Körpers und ihrer Seele eingeprägt. Sie wurde für zu schwach gehalten und darin immer wieder bestätigt. Dies ist ein gutes Beispiel für die unangenehme Seite der Komfortzone, innerhalb derer sie sich zu bewegen lernte.

Wir bearbeiteten mithilfe verschiedener Techniken einige spezifische Ereignisse, die ihr diesen Glaubenssatz einprägten, und mit der Zeit wurde es ihr möglich, ein neues, positiveres Selbstwertgefühl zu entwickeln. Sie begann ihre Stärken zu erkennen, die immer vorhanden gewesen waren. Durch diese Sitzungen wurde ihr im Alltag viel schneller bewusst, wenn sie in das alte Muster zurückzufallen drohte. Im Moment des Auftretens der Auslöser konnte sie als Selbsthilfe-Maßnahme unterstützend das jeweilige Thema beklopfen, was ihr neues Selbstbewusstsein zusätzlich stärkte.

Bedenken Sie bitte, dass bei der Bearbeitung zurückliegender Verletzungen im Elternhaus unsere Mütter und Väter jeweils ihre eigene Geschichte hatten. Die Sicht- und Handlungsweisen unserer Eltern sind ja auch aus deren vergangenen Erlebnissen entstanden. Wir kennen die traumatisierenden Einflüsse, denen unsere Eltern ausgesetzt waren, oft gar nicht genau, über manche können sie vielleicht nicht einmal sprechen. Manchmal sind sie sich dieser auch nicht mehr bewusst, weil ein schützender Abwehrmechanismus die Erinnerung verwehrt.

Wenn wir unsere Themen aus der Vergangenheit lösen, wird Vergebung möglich. Dazu brauchen wir die vermeintlich »Schuldigen« nicht. Vergebung ist eine innere Angelegenheit, die unabhängig vom Verhalten derer stattfindet, die unser Leid verursacht haben. Wir können nicht vergeben, solange der alte Schmerz in uns noch lebendig ist. Nutzen Sie die Klopfakupressur, um Ihre Geschichte zu verändern.

Vergebung ist ein inneres Loslassen.

Die Gegenwart annehmen – Was Frauen im Alltag überfordert

Die meisten Themen, die uns in der Gegenwart negativ beschäftigen oder emotionale Belastungen in uns auslösen, haben ihren Ursprung in vergangenen Erlebnissen, die wir negativ bewerteten. Unser Glaubenssystem übernimmt die Führung bei der Bewertung von allem, was uns im Alltag begegnet. Wenn Sie sich darauf einlassen, die Auswirkungen Ihrer Glaubensmuster zu reflektieren und achtsam mit sich und Ihren Emotionen umzugehen, so bringen Sie diese Abläufe in Ihr Bewusstsein. Sie können sie in positivere, unterstützende Gedanken und Überzeugungen transformieren. Ihren Alltag werden Sie in der Folge als weniger herausfordernd erleben.

Dennoch sind die meisten von uns im Beruf oder zu Hause Einflüssen ausgesetzt, die es erschweren, in unserer Mitte zu bleiben. Es ist inzwischen üblich und allgemein akzeptiert, im Stress zu sein. Dieser Zustand ist so normal geworden, dass wir uns damit als notwendiges Übel des Alltags abfinden. Wenn jemand von sich behauptet, im Alltag gut klarzukommen und sich wohlzufühlen mit dem, was ist, wird das manchmal argwöhnisch betrachtet. Für Frauen ist eine Doppel- und Dreifachbelastung die Norm geworden, und die Zunahme an Burn-out-Syndromen zeigt, wie sehr das bei vielen über ihre Kräfte geht.

»Gegenüber der Fähigkeit, die Arbeit eines einzigen Tages sinnvoll zu ordnen, ist alles andere im Leben ein Kinderspiel.«
Johann Wolfgang von Goethe

Negativer Stress bedeutet eine Belastung. Er hat jedoch eine Doppeldeutigkeit gewonnen, die ich für gefährlich halte. Stress ist fast schon ein Symbol für den Eigenwert geworden: Im Stress zu sein, verleiht einen gewissen Wert. Es zeigt mir, dass ich mich ganz besonders bemühe, alles zu schaffen, was ich als meine Aufgabe ansehe. Damit fühle ich mich gebraucht und nützlich, vielleicht schaffe ich sogar mehr als andere, auch wenn dies mit emotionalen Nachteilen verbunden ist und mich auf Dauer krank macht. Viele Frauen fühlen sich verpflichtet, sich über ihre Grenzen hinaus zu engagieren, und haben dennoch das schlechte Gewissen, immer noch nicht genug getan zu haben. Hier sind wir wieder beim Thema Schuld. Übermäßiger Stress in Verbindung mit Schuldgefühlen sowie dem Glaubenssatz, nicht gut genug zu sein, hat Folgen, die über kurz oder lang in einen Burn-out führen können.

Fühlen Sie sich angesprochen? Befinden Sie sich auch in solch einem Teufelskreislauf, von dem Sie manchmal nicht so recht wissen, wie Sie wieder herauskommen? Erlauben Sie sich, diesen Kreislauf zu durchbrechen, indem Sie für sich neue Entscheidungen treffen. Die meisten Programme zur Stressreduktion zielen darauf ab, einen Ausgleich zum fordernden Alltag zu schaffen. Wenn wir uns jedoch für die Bereitschaft öffnen, etwas an unserem Tagesablauf und unserer inneren Einstellung zu verändern, können wir den Stress an seinen Wurzeln packen und noch effektiver verringern.

Frauen wird nachgesagt, dass sie im Unterschied zu Männern viel besser im Multitasking sind. Das heißt, dass sie mehrere verschiedene Aufgaben gleichzeitig ausführen können. Diese Fähigkeit mag natürlich gerade für Frauen, die Kinder haben und einen Haushalt führen, hilfreich sein. Wenn sie zudem noch einem geregelten Beruf nachgehen, überschneiden sich die Aufgaben aus diesen verschiedenen Rollen. Hinzu kommt der Zeitdruck: Die Kinder müssen zu bestimmten Zeiten in die Schule, zum Sport, zum Arzt, dazwischen wird noch schnell eingekauft, gebügelt, gekocht, und das Telefon klingelt zu den ungünstigsten Zeiten. Seit wir schnurlose Telefone und Handys haben, tun wir noch mehr Dinge gleichzeitig.

Das bedeutet jedoch auch, dass wir kaum mehr mit unserer Aufmerksamkeit bei dem sind, was wir gerade tun. Die Achtsamkeit im Augenblick ist jedoch wichtig, damit wir ganz bei uns sein können und ein Gefühl der Zufriedenheit erfahren. Wenn Sie genau hinsehen, ist nicht das so stressvoll, was Sie gerade im Moment tun, sondern all die noch nicht erledigten Dinge, mit denen Ihre Gedanken gleichzeitig beschäftigt sind und die bei Ihnen Druck erzeugen.

Während Sie Ihrem Beruf nachgehen, sind Sie vielleicht während der Arbeitspausen mit den Gedanken schon bei der Organisation des Abends oder des nächsten Tages. Multitasking bedeutet Stress für Ihr Energiesystem, egal wie gut Sie darin sind. Versuchen Sie, Wege zu finden, die in Ihrem Tagesablauf den Druck verringern. Am Anfang steht die bewusste Entscheidung, etwas zu verändern und sich konkrete Möglichkeiten zu überlegen, wie Sie die Anforderungen reduzieren können.

In Kapitel 6 über *Inner Self-Care* (ab S. 143) lernen Sie konkrete Schritte kennen, wie Sie Veränderungen in Ihren Alltag integrieren können. Ich stelle Ihnen hier eine Methode vor, die zwar zunächst wie eine weitere Multi-Tasking-Aufgabe erscheint, jedoch einen wohltuenden Effekt hat. Sie verschafft Ihrem Energiesystem zu vielen Zeiten des Tages Erleichterung, selbst und gerade dann, wenn Sie in Eile oder unter Termindruck sind: eine beständige Stimulation der Akupunkturpunkte, ohne dass Sie gleichzeitig an ein bestimmtes Thema denken müssen.

Multitasking überfordert auf die Dauer Ihr Energiesystem.

Das beständige Klopfen

Das beständige Klopfen kann Sie im hektischen Alltag genau in den Momenten unterstützen, in denen Sie unter Druck geraten. Es verschafft Ihnen direkt an Ort und Stelle Erleichterung, wenn Sie mit unangenehmen Gefühlen konfrontiert sind. So steht Ihnen mehr Energie zur Verfügung, um Ihre Aufgaben ruhiger und gelassener zu bewältigen.

Das beständige Klopfen ist die einfachste Form des Klopfens, die es gibt – ohne Bewertung eines Belastungsgrades, ohne Einstimmungssatz, ohne Erinnerungssatz und ohne 9-Gamut-Sequenz. Sie klopfen einfach drauflos, so oft und so viel wie möglich, zu allen möglichen und unmöglichen Zeiten, wenn Sie alleine oder in Gesellschaft sind und gleichzeitig klopfen können. Sobald Sie bemerken, dass ein Unwohlsein oder negative Gedanken und damit negative Gefühle in Ihnen entstehen, klopfen Sie – auch wenn gerade nichts ansteht und Sie eine Hand frei haben. Sie haben bei vielen Gelegenheiten die Möglichkeit, gleichzeitig zu klopfen. Wenn Sie einmal beginnen, das beständige Klopfen in Ihren Alltag zu integrieren, werden Sie dessen Wert erkennen. Das wird Sie sicher motivieren, es häufiger anzuwenden, auch in ungewöhnlichen, hektischen Situationen.

Für das beständige Klopfen können Sie aus allen Akupunkturpunkten wählen, die Ihnen aus Kapitel 3 geläufig sind. Sie mögen vielleicht alle oder nur einen Teil dieser Punkte beklopfen, zum Beispiel nur die Punkte im Gesicht oder nur die Punkte an den Fingern. Sie können auch Ihre persönlichen Lieblingspunkte verwenden. Es sollten jedoch mehrere verschiedene Punkte sein, nicht nur einer. Sie brauchen sich dabei nicht an eine bestimmte Reihenfolge zu halten, auch nicht an ein bestimmtes Rezept. Was für eine Freiheit ... Jetzt gibt es wirklich keine Ausrede mehr, oder? Wenn doch, dann haben Sie vielleicht Ihre persönliche psychologische Umkehr entdeckt, und die können Sie als Thema bearbeiten und auflösen.

Gerade für das Klopfen in der Öffentlichkeit gibt es eine Methode, die es Ihnen erlaubt, völlig unauffällig zu klopfen: Dazu werden nur die Fingerpunkte Ihrer Hand verwendet. Diese können Sie mit dem Daumen bzw. mit dem Zeigefinger der gleichen Hand klopfen oder auch einfach abwechselnd halten. Zum ersten Mal sah ich diese Art des Klopfens bei einer Fortbildung der beiden Australier Steve Wells und Dr. David Lake. Sie nennen es »energy toning«, ein beständiges Tonisieren der Punkte.

Das Klopfen der Fingerpunkte ist unauffällig und auch in der Öffentlichkeit möglich.

Sie klopfen oder halten zunächst den Daumenpunkt mit dem Zeigefinger oder mit dem Mittelfinger der gleichen Hand, je nachdem, mit welchem Finger Sie diesen Punkt besser erreichen. Mit dem Daumen klopfen Sie die anderen Handpunkte. Den Zeigefinger- und den Mittelfingerpunkt kennen Sie bereits. Am Ringfingernagel hatten wir bei der Klopfsequenz aus Kapitel 3 keinen Punkt. Wenn Sie jedoch mit dem Daumen die Nagelfalzseite beklopfen, die dem kleinen Finger zugewandt ist (siehe Abbildung), so stimulieren Sie damit den Anfangspunkt des Dreifachen Erwärmers. Dieser Meridian spielt bei Stressauflösung eine wichtige Rolle, daher empfehle ich, ihn bei dem beständigen Klopfen mit einer Hand dazuzunehmen. In der ursprünglichen Abfolge klopfen wir den Handrückenpunkt, um den Dreifachen Erwärmer zu stimulieren. Dafür müssen Sie jedoch die andere Hand frei haben, und da das in der Öffentlichkeit zu auffällig wäre, biete ich Ihnen diese Alternative an. Den Punkt am Nagelfalz des kleinen Fingers erreichen Sie wieder bequem mit dem Daumen.

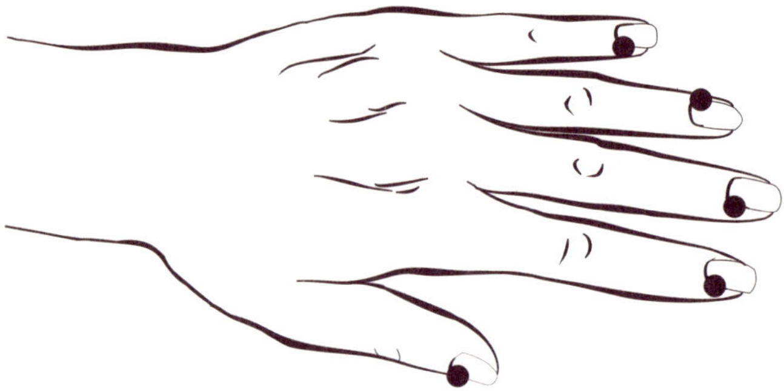

Abb. 9: Akupunkturpunkte für unauffälliges beständiges Klopfen

Auf diese Weise gleichen Sie unauffällig Ihr Energiesystem aus, zum Beispiel mit der Hand unter dem Tisch oder in Ihrer Manteltasche, während Sie zu Fuß unterwegs sind oder wenn Sie mit dem Auto an der Ampel stehen. Sie können beim Fernsehen, beim Lesen und auf der Toilette klopfen. In öffentlichen Verkehrsmitteln, im Supermarkt beim Einkaufen und beim Arzt im Wartezimmer. Beim Spazierengehen oder Joggen, wenn Sie telefonieren und wenn Sie Tagebuch schreiben.

Ihnen sind kaum Grenzen gesetzt, lediglich wenn Sie beide Hände für Ihre Tätigkeit brauchen, beispielsweise am PC, können Sie nicht klopfen. Es bleiben jedoch genügend Situationen, zu denen Sie ohne ein spezielles Thema klopfen können. Probieren Sie es aus, wenn Sie im Stau stehen oder wenn Sie auf jemanden warten. Sie können damit mühelos auf mindestens eine Stunde Klopfen am Tag kommen und das wird bei Ihnen Veränderungen bewirken.

Sie können aufkommenden Ärger oder Ungeduld gleich lösen, ohne dass Ihre Laune für den restlichen Tag verdorben ist. Sie brauchen sich dann nicht auf ein bestimmtes Gefühl einzustimmen, denn Sie sind ja schon mittendrin. Negative Gedanken können Sie im Moment der Entstehung beruhigen oder auflösen.

Natürlich kann das beständige Klopfen eine Arbeit mit konkreten Themen nicht ersetzen, dennoch ist es eine wunderbare Ergänzung hierzu. Nutzen Sie die Möglichkeit, probieren Sie es für einige Wochen aus und sammeln Sie Ihre Erfahrungen damit.

Der Zukunft vertrauen – Hindernisse erkennen und loslassen

Wenn wir an unsere Zukunft denken, sind es meist die Selbstzweifel, die uns am Vorankommen hindern. Die Vergangenheit holt uns immer wieder ein, in der Gegenwart und auch bei allem, was wir uns für die Zukunft vornehmen oder wünschen. Wenn Sie sich auf Zukünftiges konzentrieren und dabei auf Ihre Gedanken und Ihre Emotionen achten, so werden Ihnen die begrenzenden Muster auffallen, die Sie an der Umsetzung und Erreichung Ihrer Vorstellungen hindern. Die Klopfakupressur hilft Ihnen dabei, die Steine aus dem Weg zu räumen, die vor Ihnen liegen. Einige der für Sie typischen begrenzenden Muster haben Sie ja bereits im Kapitel über unser Glaubenssystem herausgefunden. Manche begegnen Ihnen sicherlich auf Ihrem inneren Friedensweg.

In Kapitel 6 werden Sie einige Inspirationen kennenlernen, Ihre Zukunft gelassener, befreiter, befriedigender und weniger mühevoll zu gestalten. Sie werden Ihre innere Achtsamkeit und den eigenen Freiraum vergrößern. Sie werden sich mit Ihrer eigenen Intuition und Kreativität neu verbinden.

Die 4-Fragen-Technik

Wenn Sie sich mit Ihren Vorhaben und Wünschen beschäftigen, gibt es eine Hilfe, verborgenen Gedanken und Gefühlen auf die Spur zu kommen. Nehmen Sie sich dazu ein Blatt Papier und etwa eine halbe Stunde Zeit, in der Sie ungestört sind. Schreiben Sie sich zunächst möglichst genau auf, was Ihr Wunsch, Ihr Ziel ist. Das allein ist manchmal gar nicht so einfach, denn meist beschäftigen wir uns eher mit dem, was wir auf keinen Fall oder nie wieder wollen. Das kehren Sie jetzt um und fragen nach dem, was Sie erreichen möchten: Wie wird Ihr Leben konkret aussehen, wenn Ihr Wunsch erfüllt ist? Woran werden Sie erkennen, dass Sie erreicht haben, was Sie sich wünschen?

»Unsere Wünsche sind Vorgefühle der Fähigkeiten, die in uns liegen, Vorboten desjenigen, was wir zu leisten imstande sein werden.«
Johann Wolfgang von Goethe

Beantworten Sie sich dann zu Ihren Wünschen, Vorstellungen oder Plänen die folgenden vier Fragen:

1. Welches sind die *Vorteile*, wenn mein Wunsch oder mein Vorhaben sich erfüllen wird? Inwieweit wird dies mein Leben wirklich bereichern? Wie werde ich mich dann fühlen? Welche weiteren positiven Veränderungen gehen damit einher?
2. Welches sind die *Nachteile*, wenn mein Wunsch oder mein Vorhaben sich erfüllen wird? Welche unerwünschten Nebeneffekte hätte dies? Welche Risiken und Befürchtungen sind damit verbunden? Was ist weniger angenehm daran? Was müsste ich dann tun, womit ich vielleicht nicht einverstanden wäre? Was wäre nicht mehr möglich?

3. Welches sind die *Vorteile*, wenn mein Wunsch oder mein Vorhaben sich *nicht* erfüllen wird, wenn alles so bleibt, wie es sich im Moment darstellt? Was wäre weiterhin möglich, das ansonsten vorbei wäre? Wie würde ich mich damit fühlen? Welche Annehmlichkeiten sind mit meiner jetzigen Situation verbunden?
4. Welches sind die *Nachteile*, wenn mein Wunsch oder mein Vorhaben sich *nicht* erfüllen wird, wenn alles so bleibt, wie es ist? Das heißt, welche Nachteile bringt meine momentane Situation mit sich?

Nun sehen Sie sich die Antworten genauer an und vergleichen Sie: Überwiegen insgesamt die Argumente und Emotionen, die für eine Wunscherfüllung sprechen? Ich meine hier nicht die Anzahl, sondern die Gesamteinschätzung. Sind die damit verbundenen Nachteile zu schwerwiegend? Zu riskant oder gefährlich? Was würde sich innerhalb Ihrer Komfortzone verändern? Diese Abwägung wird Ihnen zeigen, welche Kräfte und Gegenkräfte miteinander ringen. Selten wird es einen Wunsch geben, dessen Erfüllung nicht gleichzeitig mit Nachteilen verbunden ist oder dessen Nichterfüllung nicht auch seine Vorteile hat.

Dies ist eine wunderbare Art und Weise, Vorlagen für eine Bearbeitung mit Klopfakupressur zu finden. Denken Sie bitte auch an die Emotionen, die jeweils damit verbunden sind ...

Wenn wir in meiner Praxis mit einem Thema scheinbar stagnieren, wenn ich spüre, dass eine bewusst gewünschte Verhaltensänderung aus unbewussten Motiven heraus nicht genügend Energie bekommt, sich zu etablieren, dann nutze ich gerne diese vier Fragen, damit meine Klientin Klarheit über im Hintergrund wirksame Beweggründe oder Ängste gewinnt. Wir erhalten dadurch wichtige Informationen, die wir im Anschluss mit Klopfakupressur weiter bearbeiten können. Vielleicht tauchen im Zusammenhang damit sogar bestimmte Ereignisse aus der Kindheit auf, in welchen die Ängste oder Vorbehalte wurzeln.

Verdeutlichen möchte ich das anhand eines Beispiels: Lena war unzufrieden mit ihrer Wohnsituation, ihre Wohnung war zu klein geworden. Mit den Jahren hatte sich so viel angesammelt, überall stand etwas rum. Es fiel ihr immer schon schwer, sich von Dingen zu trennen, selbst wenn sie sie nicht mehr benötigte. Sie brauchte also mehr Stauraum, außerdem wünschte sie sich einen großen Balkon, ihre jetzige Wohnung hatte leider keinen. Die Lösung lag auf der Hand: Sie wünschte sich eine neue Wohnung mit mindestens 10 qm mehr Wohnfläche, mit einem getrennten Abstellraum und einem großen, schönen Balkon. Bisher hatte sie jedoch nie die Energie aufgebracht, sich aktiv um eine neue Wohnung zu bemühen. Irgendwie stand sie sich selbst dabei im Weg. Sie stellte sich die obigen vier Fragen und kam zu folgenden Antworten:

1. Die Vorteile eines Umzugs in eine neue Wohnung, die ihren Wunschvorstellungen entsprechen würde, lagen auf der Hand: Die Räume wären größer, also hätte sie mehr Platz für ihre Möbel und all den anderen Kram, von dem sie sich nicht trennen konnte. Sie würde dort häufiger Freunde zum Essen einladen können, weil sie Platz für einen größeren Esstisch haben würde. Sie würde den wunderbaren Balkon genießen, den sie im Sommer wie einen zusätzlichen Wohnraum nutzen und mit blühenden Pflanzen verschönern könnte.
2. Doch es gibt auch Nachteile, die mit einer solchen traumhaften Wohnung verbunden wären: Der Umzug wäre teuer, die Miete höher, sie müsste also am Urlaubsgeld sparen. Lena besuchte an vielen Wochenenden ihre Freunde, die in einer anderen Stadt lebten, und das ging problemlos, auch finanziell. Mit Pflanzen auf dem Balkon bräuchte sie im Sommer jemanden, der diese während ihrer Abwesenheit

gießen würde. Bei einer neuen Wohnung wüsste sie zudem nicht, welche Nachbarn sie hätte, und das wäre natürlich ein gewisses Risiko. Sie verstand sich bislang gut mit ihren Nachbarn.

3. Und die Vorteile, wenn sie sich gegen eine neue Wohnung entscheiden würde? Da sie keinen Balkon hatte, fuhr sie oft mit dem Fahrrad zum nahegelegenen Park und legte sich dort mit einem guten Buch auf die Wiese. Auf diese Weise traf sie Freunde und lernte auch immer wieder nette Menschen kennen, mit denen sie sich unterhalten konnte, ohne sich extra verabreden zu müssen. Das würde sie vermissen, denn bei einer Wohnung mit Balkon würde sie seltener in den Park fahren. Weiterhin wäre sie gezwungen, endlich mal auszumisten und sich auf diese Weise von all dem unnötigen Ballast zu trennen, was ihr sicher guttun würde. Die Miete bliebe überschaubar und sie hätte weiterhin genug Geld, sich jedes Jahr einen 2-wöchigen Urlaub zu leisten. Die kleinere Wohnung war schneller gereinigt. Außerdem kannte sie die Nachbarn seit vielen Jahren und hatte ein gutes Verhältnis zu ihnen, mit manchen war sie sogar befreundet.
4. Die Nachteile, wenn sie dort bliebe, wo sie schon seit vielen Jahren lebt: Ihr fehlte es weiterhin an Stauraum und sie würde im Sommer einen Balkon vermissen.

Lena erkannte, warum sie sich bisher nie aufraffen konnte, sich neue Wohnungen anzusehen: Sie mochte die Vorteile, die mit der jetzigen Wohnung verbunden waren, eigentlich nicht aufgeben. Stattdessen beschloss sie, die Klopfakupressur dafür zu nutzen, den inneren Schweinehund zu überwinden und zu lernen, sich von überflüssigem Ballast und alten Klamotten zu trennen. Und siehe da, die Wohnung wirkte plötzlich viel größer, sie fühlte sich befreit und entlastet.

Wir tendieren dazu, nur die Nachteile einer unangenehmen Situation zu sehen, und verlieren dann den Überblick über mögliche Vorteile. Dies ist auch bei manchen Krankheiten so, die sich hartnäckig halten. Die versteckten Vorteile werden hier sekundärer Krankheitsgewinn genannt. Sie verursachen psychologische Umkehrungen, weil es dann zum Beispiel sicherer für uns oder andere ist, nichts zu verändern. Sie können diese Fragen bei körperlichen, emotionalen und mentalen Themen anwenden. Sie werden sehen: Es lohnt sich!

6

Inner Self-Care: Wie Sie gut für sich sorgen und Ihren Freiraum gestalten

Oft sind Menschen versucht, ihr Leben rückwärts zu leben:
Sie versuchen, mehr Dinge zu haben oder mehr Geld,
um mehr von dem zu machen, was sie möchten,
damit sie glücklicher werden.
Es funktioniert jedoch genau umgekehrt.
Sie müssen zuerst derjenige sein, der Sie wirklich sind,
und dann das tun, was Sie tun müssen,
um schließlich das zu haben, was Sie haben möchten.

Margaret Young

Vielleicht haben Sie schon mit Ihrem inneren Friedensweg begonnen und konnten einige negative Emotionen, die mit vergangenen Ereignissen verknüpft waren, auflösen? Dann haben Sie bereits an Leib und Seele erfahren, wie befreiend dieses Loslassen und Verzeihen für Sie ist und wie einfach und schnell das oft geschehen kann. Haben Sie bereits das einfache beständige Klopfen in Ihren Alltag integriert? Dann wird Ihnen sicher auch bewusst, welch ein großes Feld an Möglichkeiten sich damit für Sie eröffnet, um Ihr zukünftiges Leben freier zu gestalten. In diesem Kapitel möchte ich Ihnen Anregungen dazu geben, wie Sie bewusst mit Unterstützung der Klopfakupressur eine Lebensweise praktizieren können, die Sie in Ihren wichtigen inneren Bedürfnissen unterstützt. Diesem Pfad der eigenverantwortlichen inneren Selbstfürsorge habe ich in meinen Seminaren den Namen »Inner Self-Care« gegeben. Der innere Friedensweg und der Weg des Inner Self-Care verlaufen parallel. Sie ergänzen sich wunderbar. Der innere Friedensweg macht Sie frei von vergangenen Verletzungen und Inner Self-Care hilft Ihnen, die Gegenwart und Zukunft Ihren wahren Bedürfnissen gemäß zu gestalten.

Freiraum schaffen durch Achtsamkeit und Stille

Gerade Frauen haben durch die vielfachen Anforderungen des Alltags oft den Bezug zu ihren inneren Bedürfnissen verloren. Sie kennen diese zwar vielleicht, stellen jedoch ihre Wünsche und Vorstellungen, die aus ihren tiefen Bedürfnissen herrühren, weit zurück. Manchmal wäre es jedoch sinnvoll, diese rücksichtsvollen Verhaltensweisen daraufhin zu überprüfen, ob sie überhaupt relevant oder notwendig sind. Denn so manche inneren Widerstände gegen notwendige Schritte hin zu einem erfüllteren Leben in Bewusstheit entspringen einer Art von »vorauseilendem Gehorsam«. Hier sind wir wieder beim braven Mädchen angekommen, das gelernt hat, die Bedürfnisse der anderen zu erspüren und zu erfüllen. Genau dieses Gespür können wir auch uns selbst gegenüber anwenden und Verantwortung dafür übernehmen, indem wir uns Lösungen überlegen und sie dann in die Tat umsetzen.

Wenn wir klarer erkennen, was wir brauchen, finden wir interessanterweise häufig Rückhalt und Unterstützung. Viele Männer erkennen zwar durchaus, wenn ihre Partnerinnen unzufrieden sind mit dem gegenwärtigen Zustand, aber sie wären auch dankbar für kleine Hinweise, wie sie dazu beitragen könnten, dies zu ändern. Wir tun also gut daran, uns mit dem zu beschäftigen, was wir möchten und brauchen – so fördern wir einen achtsameren Umgang miteinander.

Zunächst möchte ich Ihnen Mut machen und Sie dazu inspirieren, zu jeder Zeit und an jedem Ort achtsam mit sich selbst umzugehen. So schaffen Sie sich trotz aller Anforderungen genügend Freiraum, um in Ihren Alltag Änderungen für ein Leben in Einklang zu integrieren.

Es ist ein innerer Pfad, für den Sie sich bewusst entscheiden können. Ein Pfad, auf dem Sie zunächst sich selbst erkennen und annehmen, um auf diese Weise wieder in Ihre ureigene Kraft zu kommen. Diese Selbstannahme wird Sie dazu anregen, sich liebevoll mit den Voraussetzungen für ein lebendiges Leben zu versorgen. Sie werden damit authentischer und zufriedener und entwickeln neue frische Ideen für Ihr Leben, die Sie sich im Moment vielleicht noch nicht vorstellen können. Die Klopfakupressur ist eine treue und effektive Begleiterin dabei.

Die bedingungslose Annahme Ihrer selbst bringt Sie Ihrem ureigenen Wesen näher.

Es gibt so viel Literatur, die uns mit Informationen und guten Ratschlägen versorgt, wie wir ein zufriedeneres Leben erreichen können. Manche Ratgeber versprechen das große Glück einfach nur durch intensives Wünschen. Der gute Wille ist meist da, doch bei der Umsetzung gibt es Schwierigkeiten, da die unbewussten inneren Widerstände nicht aufgelöst werden. Sie fahren gleichsam die ganze Zeit mit angezogener Handbremse, und das kostet so viel Energie, dass die ersehnten Ziele oft nicht erreicht werden. In solchen Phasen laufen Sie Gefahr, in das altbekannte Verhalten zurückzufallen und das verursacht eventuell zusätzliche Schuldgefühle und Selbstanklagen.

Diesen Kreislauf können Sie unterbrechen, wenn Sie ein Bewusstsein für Ihre inneren Widerstände entwickeln. Die Klopfakupressur erleichtert jeden einzelnen Schritt auf dem Weg zur Realisierung Ihrer Vorhaben und räumt innere Hindernisse aus dem Weg, ohne dass Sie sich dabei verausgaben müssen. Aus völlig verständlichen Gründen bestehen anfänglich Widerstände und Zweifel. Dabei handelt es sich jedoch um psychologische Umkehrungen, und Sie wissen jetzt ja, wie Sie damit umgehen können: Sie beklopfen sie als eigenes Thema. Unterstützend finden Sie spezifische Ereignisse heraus, die dazu geführt haben, und deren emotionale Ladung lösen Sie mit der Filmtechnik auf.

Eine Verabredung mit mir selbst

Dies ist der erste Schritt in Richtung Ihres persönlichen Freiraums: Sie erlauben sich zunächst einmal, im Ablauf Ihres Tages eine bewusste Verabredung mit sich selbst unterzubringen. Wir haben unseren Tag oft so prall gefüllt mit allen möglichen Terminen und Verpflichtungen: in der Arbeit mit Vorgesetzten und Kollegen, im Privatbereich mit Freunden und Verwandten. Die Kinder dürfen wiederum ihre Termine nicht verpassen. Sie vereinbaren Termine für den Arzt, den Friseur, den Steuerberater und die Autowerkstatt. Doch haben Sie sich jemals mit sich selbst verabredet? Einen Termin im Kalender fest eingetragen, der Ihnen eine gewisse Zeit für Sie selbst reserviert, die Sie ganz nach Ihren Wünschen und Bedürfnissen gestalten?

Solange Sie weiterhin von einem Termin zum anderen hetzen, wird sich Ihr Leben nicht tiefgreifend verändern können. Wenn eine Frau mit Burn-out-Syndrom zu mir in die Praxis kommt, ist ihre innere Haltung oft eine Haltung der Selbstanklage, weil sie all den Anforderungen des Alltags nicht mehr gewachsen ist. Sie hat den Eindruck, mit ihr sei etwas nicht in Ordnung, sie sei einfach zu schwach, weil sie dem ständigen Druck nicht mehr standhalten kann.

Der beste Weg zu kämpfen ist oft derjenige, sich nicht auf einen Kampf einzulassen.
Östliche Weisheit

Hilflosigkeit hat sich ausgebreitet, da das Gefühl verloren gegangen ist, das Leben unter Kontrolle zu haben. Es ist keine Kraft mehr da, neue Entscheidungen zu treffen. Dennoch ist es ja nicht die Frau selbst, die nicht in Ordnung ist, sondern der Tagesablauf, den sie sich seit langer Zeit zugemutet hat und vor dem sie nun zu kapitulieren droht. Die Selbstvorwürfe erschweren es jedoch zusätzlich, in eine neue Energie zu kommen.

Tragen Sie diese Verabredung mit sich selbst bitte wirklich in Ihren Terminkalender ein, denn sonst entgleitet sie Ihnen, ohne dass Sie es merken. Erlauben Sie sich keine Ausflüchte, sondern Auszeiten.

Beginnen Sie mit zwanzig Minuten am Tag. Zwanzig Minuten ganz für Sie, ohne Ablenkung von außen. Wenn möglich, ziehen Sie sich dafür an einen Ort zurück, an dem Sie wirklich ungestört sein können. Notfalls schließen Sie die Zimmertür ab, um ein Gefühl der Sicherheit zu haben. Je klarer Sie sich für diese zwanzig Minuten entscheiden können, umso eher wird das auch von den Familienmitgliedern oder von Ihrem Partner akzeptiert werden.

Es ist wichtig, dass Sie sich diese Auszeit genauso fest vornehmen wie einen Arzttermin. Wenn sich hier erste Widerstände zeigen, können Sie diese vorab gleich auflösen:

Als Einstimmungssatz:
»Auch wenn ich mich nicht überwinden kann, mir Zeit für mich selbst zu gönnen, liebe und akzeptiere ich mich so, wie ich bin …«
»Auch wenn ich Schuldgefühle bekomme, wenn ich mir auch nur 20 Minuten Zeit für mich nehme, nehme ich mich in Liebe an …«
»Auch wenn ich das Gefühl bekomme, eine schlechte Mutter zu sein, wenn ich mir Zeit nur für mich nehme, bin ich vollkommen o.k. …«
»Auch wenn ich gar nicht so recht weiß, was ich machen soll, wenn ich mir Zeit für mich nehme, weil ich das schon so lange nicht mehr getan habe, …«

Als Erinnerungssatz:
»Diese Zweifel in mir, weil …« oder *»Dieses Schuldgefühl in mir, weil …«*

Beachten Sie bitte, welche negativen Gefühle und Argumente auftauchen, wenn Sie an Ihre Verabredung denken, und nehmen Sie diese mit in die Sequenz auf.

Überlegen Sie sich am besten schon vorab, wie Sie diese Zeit mit sich selbst gestalten möchten: Sie können sich mit einer Tasse Tee ein bisschen entspannen, sich an der frischen Luft bewegen, ein Bad nehmen, Ihre Lieblingsmusik hören, einige Seiten in einem schönen Buch lesen oder einfach nur gemütlich auf dem Sofa sitzen und nichts tun, jedoch achtsam und bewusst, mit einem wohligen Gefühl. Entscheiden Sie sich für das, was Ihnen für diese Zeit guttut. Das allein ist ja für manche schon mit Widerstand verbunden: »Ich? Etwas tun, was mir guttut, einfach so, ohne Grund?« Ja, genau das meine ich.

Die Energie der Achtsamkeit entzündet ein Licht in der Dunkelheit.

Sie werden wahrscheinlich erleben, dass Ihnen nach diesen zwanzig Minuten einige Arbeiten leichter von der Hand gehen, dass Ihre Stimmung sich bessert und dass Sie mehr Geduld für Ihren Partner oder Ihre Kinder aufbringen. Wenn wir aus dem Alltagsstress heraus gehetzt handeln, bleiben wir innerlich angespannt und benötigen für jedes Vorhaben mehr Zeit. Also tun wir die Dinge weniger koordiniert (weil wir vielleicht »geswitcht« sind) und uns unterlaufen eher Fehler als in einem entspannten Zustand. Wir sind weniger effektiv in unserem Denken und Handeln. Dieses Innehalten für die Dauer von zwanzig Minuten wird Ihnen guttun. Stellen Sie sich vor, Sie würden einen Zustand erreichen, in dem Sie Ihre Aufgaben und Vorhaben mit einer gewissen achtsamen Leichtigkeit erledigen, vielleicht sogar mit einem inneren Lächeln. Wie sehr würden nicht nur Sie, sondern auch Ihr gesamtes Umfeld davon profitieren?

Beachten Sie bitte während dieser Verabredung mit sich selbst all Ihre Gefühle: Fällt diese Zeit Ihnen leicht oder tauchen Schuldgefühle und kreisende negative Gedanken auf? Machen Sie sich diese inneren Regungen einfach nur bewusst und klopfen Sie dabei. Ihr Energiesystem darf sich die Zeit nehmen, die es braucht, um sich an ein neues Verhalten, an eine neue Art des »Da-Seins« zu gewöhnen, und Ihr Unterbewusstsein könnte dem zunächst ablehnend gegenüberstehen.

Viele Menschen sind so gefangen in ihrer ruhelosen Geschäftigkeit, dass ein Innehalten als bedrohlich empfunden werden kann, obwohl immer wieder beteuert wird: »Ich möchte endlich mal wieder Zeit für mich haben.« Wir haben uns an die eingefahrenen Verhaltensweisen gewöhnt. Daher kann sich ein Loslassen zunächst anfühlen, als würde etwas weggenommen werden. Wenn ein Gefühl der Leere entsteht, tendieren wir dazu, diese mit Geschäftigkeit zu überdecken. Tun Sie das diesmal bitte ganz bewusst nicht, begegnen Sie mit Offenheit allem, was passiert, und nehmen Sie sich an. Darin liegt die wirkliche Chance für Veränderung.

Sie können die negativen Emotionen als einzelnes Thema beklopfen oder das beständige Klopfen aus Kapitel 5 anwenden. Auch positive Affirmationen, die sich für Sie stimmig anfühlen, sind hilfreich, beklopfen Sie dabei Ihre Handkante:

»Ich gönne mir diese Zeit, sie ist wertvoll und wichtig für mich. Damit tue ich mir und meinen Lieben etwas Gutes.«

»Ich erlaube mir diesen Freiraum, um in die Mitte zu kommen und zu mir zu finden. Wenn ich in meine Kraft komme, bin ich allen anderen eine bessere Unterstützung. Ich kann mich ihnen mit frischer Energie zuwenden und das wird ihnen guttun.«

»Es ist völlig in Ordnung, mir diese kurze Auszeit zu nehmen, sie fördert mein Wohl und das Wohl der Menschen, die mir am Herzen liegen.«

Lassen Sie dabei Ihren Atem kommen und gehen, wie er möchte. Das Klopfen unterstützt Sie zusätzlich darin, den Atem frei fließen zu lassen.

Indem Sie sich selbst mehr beachten, steigen Sie in Ihrer eigenen Achtung, in Ihrer Selbstachtung. Die Energie, die Ihnen vorher durch Schuldgefühle und Selbstanklagen verloren gegangen ist, steht Ihnen nun für andere Aufgaben zur Verfügung. Sie werden die Erfahrung machen, dass es mit der Zeit immer leichter wird, sich die Zeit freizuhalten, es darf für Sie zu einem Ritual werden, das Sie liebgewinnen. Und bleiben Sie bitte beharrlich dran, anfängliche Schwierigkeiten zeigen nur umso mehr, wie wichtig diese Zeit für Sie ist. Wenn Sie die Verabredung mit sich selbst in Ihren Tagesablauf integrieren, gewinnen Sie das Gefühl der Kontrolle über sich und den Alltag wieder.

Stille erlauben – In der Stille gegenwärtig sein

Wenn Sie die tägliche Verabredung mit sich selbst eine Weile praktiziert haben, ohne dabei ein schlechtes Gewissen oder andere negative Gefühle und Gedanken zu haben, dann gönnen Sie sich einen weiteren Schritt:

Nun nehmen Sie während Ihrer Auszeit die Gelegenheit wahr, in die Stille zu gehen. Sie verbringen die zwanzig Minuten nicht mehr mit entspannenden Aktivitäten, sondern erlauben sich eine Zeit der stillen inneren Einkehr.

Dies fällt uns oft schwer, da Aktivität in unserer Gesellschaft einen sehr hohen Wert einnimmt. Dabei wird kaum unterschieden zwischen positiver, gerichteter Aktivität und nervöser, ungerichteter Geschäftigkeit. Damit meine ich dieses ruhelose Aktivsein um seiner selbst willen, das uns daran hindert, Ruhephasen für unseren Körper und unsere Seele einzuräumen. Bei vielen Menschen läuft den ganzen Tag das Radio oder sogar der Fernseher. Die Musik wird angeschaltet, sobald man ins Auto steigt, und der MP3-Player läuft beim Spazierengehen im Wald oder beim Sport die ganze Zeit mit. Es gibt kaum mehr Zeiten, in denen wir wirkliche Stille erleben können. Daher mag es anfänglich schwierig sein, diese überhaupt auszuhalten.

Bei meinen Seminarbesuchen im Stadtkloster der Benediktinermönche in Würzburg wurde vereinbart, während der Mahlzeiten nicht zu sprechen. Das war auch für mich anfangs ungewohnt, bietet doch das gemeinsame Essen eine Gelegenheit, sich auszutauschen und gegenseitig näher kennenzulernen. Beim ersten Mal beschlich mich ein regelrechtes Unbehagen, obgleich ich Zeiten der Ruhe und Meditation schätze und brauche. Nach kurzer Zeit jedoch konnte ich diesem gemeinsamen Schweigen etwas Wunderschönes abgewinnen. Ich nahm das Essen wirklich bewusster zu mir und konzentrierte mich auf den Geschmack, die Farben und die Gerüche der einzelnen Speisen. Auch die Geräusche um mich herum nahm ich viel bewusster wahr. Das alles erfüllte und umhüllte mich mehr und mehr mit einem kaum beschreibbaren Wohlgefühl und ich bin sehr dankbar für diese Erfahrung.

Wenn wir uns der Stille anvertrauen, nehmen wir Verborgenes wahr.

Inspiriert durch dieses stille Zusammensein bot ich eine Zeitlang im Wald nahe meiner Praxis an Vollmondabenden »Stilles Gehen bei Vollmond« an. Die Teilnehmer waren größtenteils Frauen und ich bekam öfter die Rückmeldung, dass das langsame Gehen in der Stille und Dunkelheit von ihnen zunächst auch als ungewohnt, für manche sogar fast als unheimlich erlebt wurde. Dennoch empfanden die meisten es schon nach wenigen Minuten als äußerst wohltuend.

Schweigen und in die Stille lauschen bringt uns in Verbindung mit unserer Innenwelt, und das wird von vielen als eine ungewollte Konfrontation empfunden. Vielfach wird versucht, der Innenwelt auszuweichen, da möchten wir nicht so gerne hinsehen oder hinfühlen, zumindest nicht auf das, was wir ablehnen. Wir brauchen jedoch in unserem Leben einen gewissen Ausgleich, Zeiten der Aktivität sollten von Zeiten der Ruhe abgelöst werden, damit wir uns regenerieren können. Regelmäßige Zeiten der Stille geben uns die Möglichkeit, in der Gegenwart zu bleiben, sie anzunehmen und immer wieder zu ihr

»Alles wahre Wissen kommt allein aus unserem Inneren, in der stillen Kommunikation mit unserer Seele.«
Edward Bach

zurückzukehren, wenn aufkommende Gedanken uns von ihr wegziehen.

Für die folgende Stille-Übung nehmen Sie bitte eine bequeme Sitzhaltung ein, wenn möglich, halten Sie Ihren Rücken gerade und atmen Sie zunächst ein paarmal tief ein und aus. Lassen Sie Ihren Atem sodann frei fließen, ohne ihn bewusst zu beeinflussen. Wenden Sie das beständige Klopfen aus Kapitel 5, Seite 136 an, am besten in einem langsamen Rhythmus von etwa 2-mal pro Sekunde. Bilden Sie zunächst keine unterstützenden Sätze, auch nicht in Gedanken, damit Sie wirklich in der Stille bleiben können. Wenn während dieser Zeit unangenehme Gefühle oder Gedanken auftauchen, werden Sie sich ihrer einfach nur gewahr, das Klopfen kann sie auflösen.

Nehmen Sie alles wahr, was Sie innerlich fühlen und körperlich empfinden, ohne es zu bewerten, ohne es gleich verändern zu wollen. Seien Sie geduldig mit sich, erlauben Sie sich, im Hier und Jetzt zu bleiben. Wenn Gedanken kommen, die Sie aus dieser Innenschau herausziehen, so achten Sie diese und lassen sie in Ihrer Vorstellung wie Wolken »vorüberziehen«. Halten Sie sie nicht fest, geben Sie ihnen keine zusätzliche Energie, versuchen Sie auch nicht, sie wegzudrücken. Alles darf in Fluss bleiben.

Lassen Sie auftauchende Gedanken vorüberziehen, schenken Sie ihnen keine zusätzliche Energie.

Wenn Sie dennoch längere Zeit Schwierigkeiten haben sollten, diese Übung der Stille durchzuführen, unterstützen Sie sich, indem Sie jedes Unwohlsein beklopfen.

Einstimmungssatz:
»Auch wenn ich mich unsicher fühle, wenn ich so still dasitze, liebe und achte ich mich so, wie ich bin ...«
»Auch wenn ich unruhig und zappelig werde, wenn ich so still dasitze, ...«
»Auch wenn mir alle möglichen Gedanken kommen, wenn ich so still dasitze, und mich das nervt, ...«

»Auch wenn ich glaube, ich könnte meine Zeit effektiver nutzen, wenn ich jetzt etwas ganz anderes tun würde, ...«
Erinnerungssatz:
»Diese Unsicherheit wegen .../diese Unruhe .../dieser Ärger über ...«
Und eventuell als nachfolgende positive Affirmation:
»... und ich vertraue darauf, dass diese Übung mir immer leichter fallen wird.«
»... und ich erlaube mir, die Stille so richtig zu genießen.«

Falls bestimmte Gefühle stärker werden oder sich nicht wieder verflüchtigen sollten, können Sie sich innerlich positiv zusprechen:
»Ich bin immer und überall in vollkommener Sicherheit.«
»Ich bin geschützt und geborgen in meiner Mitte, ich vertraue.«
Klopfen Sie dabei weiterhin in langsamem Rhythmus die abgekürzte oder die gesamte Sequenz oder auch spezifische Punkte, die Ihnen guttun. Wahrscheinlich verflüchtigen sich die unangenehmen Gefühle und Gedanken recht schnell. Seien Sie geduldig mit sich, wenn es ein bisschen länger dauern sollte, schließlich betreten Sie Neuland.

Ich möchte Ihnen hier noch eine Variante dieser Übung vorstellen. Die folgenden Worte stammen ursprünglich von dem vietnamesischen Zen-Meister Thich Nhat Hanh. Ich habe sie jedoch um das langsame, beständige Klopfen erweitert, was sie noch effektiver macht:

Während Sie ein- und ausatmen und dabei die Punkte beklopfen, können Sie die folgenden Zeilen innerlich sprechen, um jeden Moment achtsam zu bleiben:

»Beim Einatmen schenke ich meinem Körper Ruhe.
Beim Ausatmen lächle ich.
Ich verweile im gegenwärtigen Moment
und weiß, es ist ein wunderbarer Moment.«

Thich Nhat Hanh

Thich Nhat Hanh drückt das, was bei der Stilleübung geschieht, auf sehr poetische Weise aus: »Es ist eine Freude, fest und bequem dazusitzen und zu unserem Atem, unserem Lächeln, unserer wahren Natur zurückzukehren. Im gegenwärtigen Moment sind wir mit dem Leben verabredet.« (Thich Nhat Hanh, aus: *Ich pflanze ein Lächeln*, Seite 23)

Sie entwickeln durch diese Übungen eine liebevolle und wertschätzende Achtsamkeit sich selbst gegenüber und lernen, heilsame Stille bei sich einkehren zu lassen. Ein wunderbares Gefühl: Alles darf sein, wie es ist, ich bin ganz bei mir. Selbst erfahrene Meditierende nutzen diese Übung regelmäßig, da sie so einfach und doch tiefgreifend wirksam ist. Wenn Sie sich anfangs unsicher oder einsam fühlen sollten, ärgerlich werden oder gelangweilt sind: Lassen Sie alles geschehen und wie Wolken am Himmel vorbeiziehen, geben Sie den Gefühlen ihren Raum, jedoch keine zusätzliche Energie.

Innere Bedürfnisse wahrnehmen

Wenn Sie sich mehr Freiraum in Ihrem Leben wünschen, so ist es wichtig, zunächst herauszufinden, was Sie loslassen können, damit Ihnen mehr Raum zur Verfügung steht. Und um zu wissen, was Sie loslassen können, ist es gut, sich zunächst bewusst zu werden, welcher Art Ihre Bedürfnisse sind und was Sie tun können oder brauchen, um diese zu erfüllen. Wenn Sie genauer auf Ihre Gefühle achten und in sich hineinspüren, um diese zu erkennen, weisen sie Ihnen den Weg zu Ihren inneren Bedürfnissen.

Wie in einem zu vollen Kleiderschrank haben sich in unserem Leben viele Verhaltensweisen und Gewohnheiten eingeschlichen, die uns nicht guttun, die wir nicht mehr brauchen, ja, die uns nicht einmal wichtig sind. Dennoch nehmen sie viel zu viel

Raum in unserem Leben ein. Wenn Sie im Kleiderschrank Ihre ausgedienten und nicht getragenen Kleidungsstücke nur ein bisschen von einer Seite auf die andere räumen, ohne das Ausgediente auszusortieren, wird Ihnen das nur für kurze Zeit Erleichterung verschaffen, an Ihrer grundsätzlichen Situation jedoch nichts verbessern. Sie haben vielleicht alles neu gefaltet und geordnet und dadurch sieht es so aus, als wäre mehr Platz vorhanden. Das alte unnötige Zeug befindet sich jedoch nach wie vor dort und dessen belastende, einschränkende Energie natürlich auch.

Alte Gewohnheiten und Verhaltensweisen sind wie ein zu voller Kleiderschrank. Neuer Freiraum entsteht durch aussortieren.

Möchten Sie wirklich neuen Raum in Ihrem Leben schaffen, so werden Sie nicht umhinkommen, Unnötiges, Ausgedientes und Veraltetes zu verabschieden. Bei Kleidern haben wir Vorlieben für bestimmte Stücke, wir tragen immer wieder die gleichen Klamotten. Obwohl wir genau wissen, mit welchen Kleidern wir uns am wohlsten fühlen, trennen wir uns dennoch nicht von dem, was nicht mehr zu uns passt. Und wenn Sie kurz davor sind, es loszulassen, entsteht nochmals ein innerer Widerstand dagegen, diesen endgültigen Schritt zu tun, wie bei einem Magneten. »Vielleicht kann ich es ja doch noch mal gebrauchen ...« – und schon bleibt es bei Ihnen bis zum nächsten Ausmisten.

So ähnlich geht es uns auch mit unseren ungeliebten, abgelehnten Haltungen. Wir wissen meist ganz gut, was wir nicht mehr wollen oder brauchen, doch wenn es an die Umsetzung geht, sitzt der Schweinehund plötzlich ganz innig mit uns auf dem Sofa und versucht, uns um den Finger zu wickeln. Und wir werden immer wieder schwach. Wichtig ist zunächst, dass Sie diese Tendenzen bei sich erkennen und annehmen. Damit meine ich nicht, dass Sie sie gutheißen und toll finden, sondern dass Sie sich dennoch liebevoll annehmen im Sinne von:

»Ich bin in Ordnung, so wie ich bin, mit all meinen Fehlern und Schwächen.«

Um Klarheit zu gewinnen, bitte ich Sie nun, sich ein bisschen Zeit zu nehmen und Ihren Fokus von dem Ungewollten zu entfernen. Richten Sie Ihre Aufmerksamkeit stattdessen bewusst auf das, was Sie tief im Inneren brauchen. Machen Sie sich Gedanken, welche inneren Bedürfnisse Ihnen wichtig sind. Diese sind natürlich für jede Frau unterschiedlich. Die eine hat ein starkes Sicherheitsbedürfnis, die andere braucht eher eine größere Freiheit und ist dafür zu mehr Risiken bereit. Manche brauchen beides und sind hin- und hergerissen zwischen zwei Bedürfnissen, die beide ihren Raum beanspruchen. Die eine braucht mehr Ruhe, während für die andere ein Austausch mit Freunden am wichtigsten ist, da dies ihr Bedürfnis nach Zugehörigkeit und Gemeinschaft erfüllt. Und die meisten Frauen brauchen beides in einem ausgeglichenen Maß, und das ist nicht leicht zu verwirklichen.

Sie sind einzigartig, niemand anders auf dieser Welt ist genauso gestrickt wie Sie. Wir tendieren dazu, uns bei anderen zu vergewissern, ob wir mit unserem Bedürfnis »normal« sind, ob unsere Freundinnen oder Bekannten das genauso empfinden. Im Moment geht es jedoch nur darum, was Sie persönlich für wichtig halten. Gönnen Sie sich diese Aufmerksamkeit mit sich selbst und lassen Sie dabei jegliche Wertung beiseite. Was brauchen Sie wirklich, um sich wohlzufühlen, um zufrieden zu sein? Ich meine hier weniger die materiellen Errungenschaften. Diese allein werden Ihre inneren Bedürfnisse nie vollkommen befriedigen können, sondern verdecken sie lediglich eine Zeitlang. Die Gefühle des Mangels würden sich nach kurzer Zeit wieder melden und damit erneut auf unerfüllte innere Bedürfnisse aufmerksam machen.

Im Folgenden nenne ich Ihnen einige Beispiele für innere Bedürfnisse, die für die meisten Frauen große Bedeutung haben. Die Liste können Sie natürlich beliebig erweitern, sie ist lediglich als Unterstützung gedacht. Auch die Reihenfolge spielt keine Rolle, ähnliche und zueinander passende Bedürfnisse habe ich jeweils zusammengefasst:

- Geborgenheit – Liebe
- Sicherheit – Schutz
- Vertrauen – Verständnis – Mitgefühl
- Anerkennung – Wertschätzung – Respekt
- Ruhe – Stille – Entspannung – Natur
- Harmonie – Frieden
- Toleranz – Rücksichtnahme
- Ehrlichkeit – Authentizität
- Spaß haben – Feiern – Lebensfreude
- Gemeinschaft – Kontakt – Zugehörigkeit
- Sinn – Selbstverwirklichung
- Sexualität – Körperkontakt – Berührung – Nähe
- Freiheit – Selbstständigkeit – Autonomie
- Kreativität – freier Ausdruck – Spontaneität – Inspiration

Es wird Ihnen leichter fallen, wenn Sie zunächst ein paar Runden klopfen, während Sie sich gedanklich auf Ihre möglichen und wichtigen inneren Bedürfnisse einstimmen. Lassen Sie Ihre Gedanken schweifen, machen Sie einen kleinen gedanklichen »Bedürfnisausflug« und schreiben Sie auf, was Ihnen in den Sinn kommt.

Wenn Sie dabei mit negativen Emotionen, Widerstand oder Unsicherheit konfrontiert sind, sorgen Sie für sich, indem Sie das, was gerade bei Ihnen vor sich geht, beklopfen, zum Beispiel:

»Auch wenn ich mir egoistisch vorkomme, wenn ich an meine persönlichen Bedürfnisse denke, liebe und akzeptiere ich mein innerstes Wesen …«

»Auch wenn es mich traurig macht, wenn ich über meine inneren Bedürfnisse nachdenke, und mir klar wird, wie wenig Erfüllung diese in meinem Leben finden, nehme ich mich in Liebe an.«

Immer dann, wenn sich negative Emotionen in uns zeigen, ist das ein Hinweis darauf, dass gerade ein inneres Bedürfnis nicht erfüllt wird. Wir tendieren dazu, einem Ereignis oder einem anderen Menschen die Verantwortung für unser Unwohlsein zu geben. Wenn Sie jedoch achtsam in sich hineinspüren und merken, welches Bedürfnis gerade unerfüllt geblieben ist, so finden Sie wahrscheinlich durch diese Erkenntnis bereits eine gewisse Erleichterung. Auf diese Weise bleiben Sie mit Ihrer Aufmerksamkeit bei sich und in der Gegenwart, kommen aus überflüssigen Anschuldigungen heraus, die sowieso nicht weiterbringen, und finden leichter Zugang zu einer Auflösung Ihrer Unzufriedenheit.

Negative Emotionen weisen den Weg zu unerfüllten Bedürfnissen.

Nehmen Sie sich bitte auch die Zeit, zu überlegen, ob eines dieser Bedürfnisse besonders stark mit einer negativen Emotion wie zum Beispiel Angst behaftet ist. Es könnte sein, dass vergangene negative, vielleicht sogar als traumatisch erlebte Ereignisse dahinter stehen. Wenn Sie sich erinnern, so haben Sie die Möglichkeit, sich mithilfe der Filmtechnik aus Kapitel 5 davon zu lösen. Sie finden Erleichterung und kommen ein Stück weiter auf Ihrem inneren Friedensweg.

Wenn Ihre persönliche Liste sich stimmig anfühlt, sortieren Sie die Bedürfnisse anschließend auch nach ihrer Wichtigkeit. Entscheiden Sie sich für die fünf wichtigsten Bedürfnisse. Diese Reihenfolge kann sich mit der Zeit verändern, sie stellt zunächst eine Momentaufnahme dar. Sie können die persönlichen Ergebnisse dieser Selbstbefragung immer wieder neu überdenken und angleichen, vielleicht kommen neue Bedürfnisse hinzu oder die Wertigkeit verschiebt sich für Sie. Legen Sie Ihre Liste am besten an einen Platz, wo Sie ihr in gewissen Zeitabständen ein wenig Aufmerksamkeit schenken können. Machen Sie diese Übung eventuell auch mit Ihrem Partner zusammen, das schafft Klarheit und Vertrauen und eröffnet vielleicht neue Perspektiven für die Beziehung.

Allein diese fokussierte Aufmerksamkeit auf das, was Sie wollen, wird Ihrer Energie eine neue Ausrichtung geben. Sie wenden sich nun dem zu, was für Sie wichtig ist, und entfernen sich damit von dem, was Sie nicht wollen oder sogar ablehnen. In der englischen Sprache gibt es einen Reim dafür: »Energy flows, where attention goes« was so viel bedeutet wie »Die Energie folgt der Aufmerksamkeit«. Wenn Sie sich klar werden über das, was Sie brauchen, folgt die Energie Ihrer fokussierten Aufmerksamkeit.

Sobald in Ihrem Alltag etwas passiert, was Stress oder negative Emotionen auslöst, wird es Ihnen nun leichter fallen, sich darüber klar zu werden, welches Bedürfnis in Ihnen gerade keine Erfüllung findet. Lassen Sie es sich zu einer neuen Gewohnheit werden, Sie lernen sich dadurch selbst besser kennen. Damit wird es auch einfacher, anderen mitzuteilen, was Sie brauchen. Ist das nicht viel effektiver, als nur zu sagen, womit Sie gerade unzufrieden sind? Ihr Gegenüber würde sich eher angegriffen vorkommen und mögliche Schuldgefühle vehement abwehren, was Sie wiederum als Ablehnung empfinden könnten. Wenn Sie jedoch von *sich* sprechen und von *Ihren* Bedürfnissen, dann bleibt Ihr Gegenüber freier und hat eher das Gefühl, angenommen zu sein. Und wenn Sie beginnen, ganz selbstverständlich über Ihre Bedürfnisse zu sprechen, so werden auch Ihre Familie, Ihr Partner und Ihre Freunde leichter einen Zugang dazu finden. Dafür brauchen Sie nicht missionarisch tätig zu werden – Ihre veränderte Energie wird Ihr Umfeld beeinflussen.

Meine Klientinnen bestätigen mir das immer wieder mit einem gewissen Erstaunen und ich mache privat genau die gleichen Erfahrungen. Ihr Umfeld ändert sich, wenn Sie sich ändern. Wenn Sie also möchten, dass Ihr Umfeld sich verändert, so fangen Sie am besten bei sich selbst an.

Bisherige Lösungswege erkennen

Wenn Sie Ihre wichtigsten Bedürfnisse erkannt haben, dann reflektieren Sie bitte im nächsten Schritt darüber, was Sie bisher getan haben oder normalerweise tun, damit Ihre Bedürfnisse möglichst Erfüllung finden.

Äußern Sie Ihre Bedürfnisse bisher überhaupt Ihrem Partner, Ihren Freunden, Ihrer Familie gegenüber? In meiner Praxis mache ich interessanterweise die Erfahrung, dass die Möglichkeit, sich über die eigenen Bedürfnisse klar zu werden und diese dann auch zu äußern, oft gar nicht als Lösungsweg genutzt wird. Wenn ich dann frage: »Haben Sie das Ihrem Partner schon einmal mitgeteilt?«, so kommt manches Mal ein erstauntes: »Nein, das habe ich bisher nicht so klar erkannt« oder »Nein, so ausgesprochen deutlich habe ich das nicht gesagt« als Antwort.

Sie haben sicher in den Jahren Ihrer Kindheit die verschiedensten Versuche unternommen, mit Ihren Bedürfnissen wahrgenommen zu werden, und sind dabei mit manchen gescheitert und mit anderen wiederum erfolgreich gewesen. So haben sich im Lauf Ihres Lebens Gewohnheiten und Haltungen herausgebildet, die sich am ehesten als Erfolg versprechend erwiesen haben. Oder Sie haben bei Ihren Versuchen emotionale Verletzungen erlitten, sodass Sie aufgegeben und sich zurückgezogen haben und fortan ein »braves Mädchen« waren.

Welche Strategien haben Sie entwickelt? Welche »Erfolgsrezepte« oder Rückzugsmöglichkeiten haben Sie für sich herausgefunden? Oder tun Sie immer wieder das Gleiche, um Ihre Bedürfnisse zu befriedigen, und erreichen damit dennoch nicht wirklich das, was Sie wollen? Diese Haltung ist gar nicht so selten und wäre auch ein wertvoller Hinweis für Sie. Manchmal mühen wir uns nämlich über Jahre oder sogar Jahrzehnte hinweg immer wieder mit den gleichen Strategien ab, die sich schon längst als unbrauchbar herausgestellt haben. Das ist frustrierend und bringt uns nur ungewollt in eine Opferhaltung. Je unbewusster wir uns mit unseren Bedürfnissen auseinandersetzen, desto wahrscheinlicher laufen im Hintergrund die automatisierten Programme ab, welche uns nicht unbedingt zum Ziel führen.

Sind Sie eine Frau, die sehr genau in sich hinein spürt, was sie braucht, und das auch klar zum Ausdruck bringen kann, indem sie darum bittet? Oder schmollen Sie eher und ziehen sich ohne Worte zurück, um auf diese Weise zu zeigen, dass gerade eines Ihrer Bedürfnisse nicht erfüllt wird? Werden Sie wütend und verschaffen sich Luft, indem Sie sich lauthals beschweren und in Anklagen verlieren? Oder bleiben Sie still und geben sich die Schuld, weil Sie sich egoistisch vorkommen würden, wenn Sie überhaupt deutlich sagen würden, was Ihnen im Augenblick guttun würde?

Sie verschwenden nur Ihre Energie ohne eine Chance auf Erfolg. Oft handeln wir uns ungewollt immer wieder die gleichen Verletzungen ein, ohne jemals zu überdenken, dass wir seit langem schon auf verlorenem Posten unterwegs sind.

Mit Ihrer neuen Haltung haben Sie die Gelegenheit, das Erfolgversprechende vom Erfolglosen zu trennen oder sich alter, unnützer Strategien zu entledigen. Sie lernen auch Ihre ganz persönlichen Muster der Selbstsabotage näher kennen. Wenn Sie merken, dass Sie mit Ihrem Fahrrad oder Mountainbike auf einer bestimmten Strecke immer wieder im Morast stecken bleiben, weil es dort einfach zu feucht und zu schattig ist, dann werden Sie sich wahrscheinlich spätestens nach einigen Versuchen für eine andere Route entscheiden.

Auf emotionaler Ebene und auf der Ebene unserer Bedürfnisse tun wir dies jedoch oft nicht. Wir versuchen es verzweifelt immer wieder und geben die Hoffnung nicht vollständig auf, dass sich vielleicht doch einmal etwas ändern könnte. Dabei werden wir sehr stark von unserem Unterbewusstsein gesteuert. Gerade wenn es um unsere Familie oder unsere Partner geht, ändert sich nur wenig, solange wir uns um die bisher verwendeten Lösungsmöglichkeiten keine bewussten Gedanken machen. Zu schwer wiegen alte Verletzungen, als dass wir einen klaren Blick entwickeln können für das, was wirklich weiterbringt und damit auf lange Sicht eine positive Lebenseinstellung ermöglicht.

Seien Sie bitte achtsam mit sich: Tauchen Widerstände auf? Haben Sie negative Emotionen oder Gedanken dabei? Sie können diese einzeln beklopfen und sich davon lösen.

Beispiele für einen Einstimmungssatz:
»Auch wenn es mich ärgert, wenn ich daran denke, dass ich mit meinen bisherigen Lösungen nicht weitergekommen bin, achte ich mich und nehme mich liebevoll an.«
»Auch wenn es mich traurig macht, wenn ich jetzt erkenne, dass ich aus Angst vor Ablehnung noch keinen erfolgreichen Weg gefunden habe, für meine Bedürfnisse zu sorgen, ...«
Erinnerungssatz:
»Dieser Ärger/diese Traurigkeit in mir, weil ...«

Respektvoll mit meinem Wesen umgehen

Sie haben durch die bisherigen Übungen erfahren können, was Sie brauchen, um zufriedener und entspannter zu sein und um mehr Energie zur Verfügung zu haben. Fällt es Ihnen dennoch schwer, für sich selbst besser zu sorgen? Auf den folgenden Seiten biete ich Ihnen Unterstützung an, wie Sie Ihre Widerstände überwinden und mit mehr Achtung und Respekt für sich selbst sorgen können. Denn wenn Sie mit Ihrem eigenen Wesen nicht achtsam und respektvoll umgehen, wie können Sie es dann von anderen Menschen für sich erwarten?

Wollen Sie alte Verhaltensgewohnheiten hinter sich lassen, so beginnen Sie am besten mit kleinen Veränderungen. Versuchen Sie nicht gleich, Ihr ganzes Leben auf einmal umzukrempeln, damit überfordern Sie sich und fallen nur allzu schnell frustriert wieder in Ihr altes Verhalten zurück. Machen Sie zunächst gewisse kleine Dinge anders, ändern Sie einen Bereich, für den Sie sich bewusst entschieden haben, und beobachten Sie sich dabei. So können Sie Fortschritte besser erkennen und erhöhen Ihre Motivation für weitere Veränderungen. Sie geben Ihrer Komfortzone die nötige Zeit, um dehnbarer zu werden, und erweitern sie nach und nach.

Bitten aussprechen und auch mal Nein sagen

Wie es Ihnen auf möglichst friedliche Weise gelingt, für Ihre inneren Bedürfnisse zu sorgen, hängt zu einem großen Teil davon ab, wie Sie diese nach außen kommunizieren. Gehen wir nicht allzu oft davon aus, dass die anderen genau wissen müssten, wie uns gerade zumute ist? Dass sie wissen müssten, was wir brauchen, damit wir Erleichterung erfahren? Wenn wir uns jedoch gerade in einem Zustand des Mangels befinden, sind wir in alten negativen Denkmustern gefangen, uns fehlt der Weitblick und die Geduld. Die Menschen um uns herum können in solchen Zeiten nur selten erkennen, was wir gerade brauchen, auch unser Partner tut sich schwer damit, denn er hat ja seine eigenen Mangelzustände und damit seine eigenen unerfüllten Bedürfnisse. Sind Sie sicher, dass Sie die alle kennen?

Uns ist in angespannten Momenten nicht so klar, welche Informationen der andere braucht, um überhaupt nachvollziehen zu können, was gerade bei uns abläuft. Wenn wir uns mit unseren Bedürfnissen besser kennenlernen, dann können wir auch den anderen Menschen, vor allem den uns nahestehenden, unsere Einsichten, Gefühle und Bedürfnisse einfacher mitteilen.

Tun wir das, ist es uns möglich, konkrete Bitten zu äußern. Wir sagen, was wir uns im Moment von unserem Gegenüber wünschen.

Sind Sie das nicht gewohnt? Damit sind Sie nicht alleine. Die meisten Frauen haben aus Angst vor Verletzung und Ablehnung kaum Übung darin, eine Bitte frei zu äußern. Dennoch: Prüfen Sie doch einmal bei sich selbst, wie es Ihnen ergeht, wenn jemand Sie um etwas bittet und Ihnen mitteilt, aus welchem Bedürfnis heraus er oder sie dieses tut. Sind wir nicht versucht, jede Bitte sogar gerne zu erfüllen, wenn es uns irgendwie möglich ist und wenn wir uns nicht unter Druck fühlen? Oft fällt es uns sogar leichter, die Bitte einer anderen Person zu erfüllen, als selbst um etwas zu bitten.

Wenn wir uns nicht zugestehen, um etwas zu bitten oder mit einem Nein zu antworten, so ist unsere Angst vor Ablehnung noch zu groß.

Natürlich zeigen wir uns ein bisschen verletzlich, wenn wir dies tun. Wir geben etwas von unserem Innersten preis und gehen damit das Risiko ein, dass unser Gegenüber unserer Bitte nicht nachkommen möchte. Doch genau darin sehe ich auch die große Chance, Offenheit und echtes, tiefes Vertrauen in einer Beziehung zu erreichen. Wenn wir uns im Miteinander einen liebevolleren Umgang wünschen, so beginnen wir am besten bei uns selbst. Wir machen unseren Mitmenschen auf friedliche Weise ohne Schuldzuweisung deutlich, was wir fühlen, was wir brauchen und was wir uns wünschen. Dies sind auch Elemente der von Marshall Rosenberg entwickelten Gewaltfreien Kommunikation, die inzwischen sogar in politisch verfeindeten Gebieten erfolgreiche Anwendung findet, wo verhärtete Standpunkte die Regel sind.

Eine Bitte ist keine Forderung, daher ist es wichtig, dass Sie auch die Nicht-Erfüllung Ihrer Bitte akzeptieren. Damit muss der Gedankenaustausch ja noch nicht beendet sein. Doch Sie zeigen damit, dass Sie keinen Druck ausüben und dem anderen auch seine Freiheit zugestehen. Genau daran erkennen Sie, ob es sich um eine Bitte oder doch eher um eine Forderung handelt. Je »fordernder« Ihre Bitten ausfallen, umso eher werden Sie auf Widerstand stoßen. Wenn dies für Sie völlig ungewohnt ist, beginnen Sie zunächst im Stillen damit, ganz für sich:

Finden Sie heraus und formulieren Sie für sich, was Sie im Moment bräuchten, um sich wohler zu fühlen. Das kann die Bitte sein, dass der andere etwas Bestimmtes tun möge, was Erleichterung verschaffen würde. Es kann auch die Bitte um ein Feedback sein, durch das Sie mehr über die Gedankengänge der anderen Person erfahren möchten. Damit zeigen Sie Interesse an ihr und verbinden sich auf positive Weise.

Sollten Sie bei dem Gedanken daran, eine Bitte zu äußern, Ängste verspüren, dann fühlen sich diese vielleicht in etwa so an, als stünde Ihnen ein öffentlicher Auftritt bevor. Da zeigt sich vielleicht die Angst vor Misserfolg, die Angst, abgelehnt zu werden oder sich lächerlich zu machen. Diese Ängste oder Selbstzweifel können Sie als spezifisches Thema mit Klopfakupressur auflösen:

»Auch wenn ich Angst habe, dass er/sie mir diese Bitte nicht erfüllen wird, liebe und achte ich mich so, wie ich bin.«

»Auch wenn ich befürchte, mich lächerlich zu machen, wenn ich plötzlich mein Verhalten ändere und anfange, konkrete Bitten zu äußern, nehme ich mich in Liebe an.«

Wenn wir selbst freier werden und uns zugestehen, auch einmal wohlwollend Nein zu sagen, damit ein wichtiges Bedürfnis Erfüllung findet (z.B. das Bedürfnis nach Ruhe), dann lernen wir, ehrlicher und authentischer miteinander umzugehen. Es wird gleichzeitig einfacher für uns werden, mit einem Nein von anderer Seite zurechtzukommen. Ermöglichen wir uns dies gegenseitig, so gestehen wir einander eine wunderbare Form der Freiheit zu. Versuchen Sie es! Ich habe damit bisher fast nur positive Erfahrungen gemacht. Manchmal war ich sogar erstaunt, wie einfach sich so manches schwierige Thema löste, wie wohlwollend die Reaktionen meiner Mitmenschen waren, wenn ich ein Nein mit der Mitteilung eines mir wichtigen Bedürfnisses begründete, ohne mich dabei zu rechtfertigen. Je klarer ich dabei bin, ohne Schuldgefühle, desto eher werde ich auch von meinem Gegenüber respektiert.

Alle Vorbehalte und Zweifel, die Sie im Umgang mit Ihren eigenen Bitten und jenen Ihrer Mitmenschen verspüren, können Sie als einzelne Aspekte beklopfen, um Sicherheit zu gewinnen:

»Auch wenn es mir so schwerfällt, Nein zu sagen, weil ich mir dann egoistisch vorkomme, liebe und akzeptiere ich mein Wesen.«

»Auch wenn ich nie gelernt habe, Nein zu sagen, und ich mich ärgere, weil ich immer braves Mädchen gewesen bin, nehme ich mich in Liebe an und erlaube mir ab jetzt eine größere Freiheit bei meinen Entscheidungen.«

Frauen haben oft unerklärliche Ängste und Schuldgefühle, wenn es darum geht, ein Nein zu äußern, und sie rechtfertigen sich unnötig für jeden Schritt. Wir sind traditionell immer das sorgende und gebende Geschlecht gewesen, das sind unsere Yin-Qualitäten, die wir auch schätzen sollten. Die letzten Generationen vor uns hatten jedoch kaum Übung darin, für sich selbst und ihre Bedürfnisse einzustehen. Dieser kollektive Druck aus früheren Generationen lastet noch auf den Frauen, und obwohl sich die Rolle der Frau in unserer Gesellschaft in den letzten 50 Jahren sehr verändert hat, befinden wir uns heute entwicklungsgeschichtlich noch auf recht neuem Terrain. Wir lernen gerade, mehr Verantwortung für uns zu übernehmen und besser für unsere Bedürfnisse zu sorgen.

Dazu gehört auch, ohne Schuldgefühle und schlechtes Gewissen etwas ablehnen zu können. Wenn solche Gefühle regelmäßig bei Ihnen auftauchen, wissen Sie ja, dass Sie diese in genau den spezifischen Situationen, in denen sie auftauchen, beklopfen und in ein neues authentisches Selbstbewusstsein transformieren können. Als Bachblüte kann Sie auch *Centaury* dabei unterstützen, Ihren Standpunkt besser zu vertreten. Viel Erfolg dabei!

Wesentliches von Dringendem unterscheiden

Wenn Sie sich im Alltag von all den Aufgaben, die auf Ihnen lasten, überfordert fühlen, so betrachten Sie bitte ein bisschen genauer, was Ihnen gerade Druck macht. Wir spüren oft einen diffusen, allgemeinen Druck, ohne genau hinzusehen, was exakt den Stress auslöst.

Es gibt Dinge, die wirklich wichtig und elementar für uns sind, weil sie mit unseren Bedürfnissen und Werten übereinstimmen. Diese sind jedoch im Alltag meist nicht sonderlich dringend und werden daher leicht vernachlässigt, ohne dass wir es merken. Es gibt jedoch auch viele Dinge, die uns lediglich eine Wichtigkeit vorgaukeln, weil sie eine Dringlichkeit haben, die uns vorschnell reagieren lässt. Bei näherem Hinsehen nämlich entpuppt sich vieles als zwar im Augenblick dringend, jedoch nicht wirklich wichtig. Je mehr wir uns lediglich diesen Dringlichkeiten verschreiben, umso eher geht es zu Lasten der Dinge, die unsere tiefen inneren Bedürfnisse erfüllen. Wir werden frustriert, da wir nicht mehr agieren, sondern nur noch reagieren, das Gefühl der Kontrolle geht uns verloren.

Hier können Sie ansetzen, denn eventuell verhindert die unreflektierte Erledigung all dieser dringenden Aufgaben die Erfüllung dessen, was Ihnen wirklich wichtig ist, da hierfür keine Zeit mehr zur Verfügung steht. Manchmal ist es auch eine ruhelose Geschäftigkeit, die uns wie Ameisen umhereilen lässt. Damit rückt all das in den Hintergrund, was wir verwirklichen möchten, wenn wir »irgendwann« mal endlich Zeit haben. Wir schieben es weiter und weiter hinaus. Wenn Sie all das, was Ihnen wichtig ist, immer wieder auf die Zukunft verschieben, sorgen Sie nicht genug für sich selbst und gehen nicht respektvoll mit sich um. Sie machen sich damit labil und werden anfälliger für Stress und stressbedingte Krankheiten.

Was meine ich nun eigentlich genau, wenn ich von der Unterscheidung zwischen Wichtigem und Dringendem spreche? Wirklich wichtig ist all das, was Ihre Werte und Bedürfnisse unterstützt, was langfristig eine Bedeutung für Sie hat, sodass es Ihrem Leben Sinn verleiht und Sie zufriedenstellt. Das kann die Zeit mit Ihrem Partner, mit Ihren Kindern, mit Ihnen selbst sein. Das kann Ihre Berufung sein, die Art, wie Sie Ihren Lebensunterhalt verdienen. Es kann Ihr persönliches Wachstum sein, Ihre kreative Schaffenskraft oder Ihre sportliche Betätigung. Zeiten, in denen Sie Inspiration finden für ein nächstes Projekt oder eine tolle Idee. Warum erlauben wir uns genau diese Zeiten oft erst dann, wenn all die dringenden, jedoch nicht so wichtigen Aufgaben erledigt sind?

»Für die Seele ist es nicht so wichtig, wie viel Zeit wir insgesamt noch haben, sondern ob wir noch genug Zeit haben für das, was uns wichtig ist.«
Jean Shinoda Bolen

Den Dringlichkeiten unseres Alltags geben wir meist unnötigerweise und achtlos den Vorzug vor dem, was uns in unserem Leben am meisten bedeutet. Was Ihnen wirklich wichtig ist, befindet sich auch in Einklang mit Ihren inneren Bedürfnissen. Sehen Sie sich nochmals die Liste an, die Sie in diesem Kapitel erstellt haben: Das Wichtige steht diesen Bedürfnissen nicht im Weg, sondern unterstützt und fördert sie.

Das Fatale ist, dass diese langfristig wichtigen Werte und Bedürfnisse im Moment meist leicht aufschiebbar sind, und wir machen den Fehler, zu lange darauf zu verzichten. Erst wenn Krankheiten oder psychische Überlastungen und eine allgemeine Unzufriedenheit mit dem Leben uns zwingend darauf aufmerksam machen, schauen wir genauer hin. Es ist letztlich Ihre Entscheidung. Lassen Sie es gar nicht erst so weit kommen, reflektieren und entscheiden Sie immer wieder neu, ob das, was gerade ansteht, zu den wichtigen oder dringenden Dingen gehört. Damit verringern Sie auch innere Widerstände, denn Sie entscheiden, Sie sind aktiv geworden, anstatt nur mehr zu reagieren, und das gibt dem, was Sie tun, eine ganz andere Energie.

Hier ein paar Beispiele für die Dringlichkeiten, die bei uns Druck erzeugen und es wert sind, überdacht und gefiltert zu werden: Die Flut von E-Mails und SMS, das Klingeln des Telefons, das Surfen im Internet. Doch auch der Staub auf der Fensterbank, das ungeputzte Fenster oder eine Einladung zu einer Veranstaltung, an der Sie eigentlich kein Interesse haben, sich aber verpflichtet fühlen, zu erscheinen.

Bei diesen – und vielen anderen – Aufgaben besteht die Gefahr, unbewusst in die Opferrolle zu schlüpfen. Damit verlassen Sie Ihre bewussten Entscheidungen und landen dort, wo Sie sich verpflichtet und gehetzt fühlen. Achten Sie auch auf Formulierungen wie »Ich muss noch schnell …« oder »Ich kann jetzt nicht …«, halten Sie kurz inne und reflektieren Sie: Der weit verbreitete Perfektionsdrang der Frauen treibt hier sein Unwesen. Wie wichtig ist es Ihnen, »immer« und »alles« perfekt zu machen? Wenn Sie perfekt wären, wäre das nicht sogar ein bisschen langweilig? Reicht es Ihnen nicht aus, Ihr Bestes zu geben (und zwar innerhalb Ihrer ganz individuellen Möglichkeiten) und es damit gut sein zu lassen? Gönnen Sie sich doch auch neue Entscheidungen zu Ihren Gunsten: Kommen Sie raus aus der altbekannten Rolle und entscheiden Sie sich bewusst für das, was Sie tun, übernehmen Sie die Verantwortung dafür. Natürlich muss auch vieles Dringliche irgendwann erledigt werden, doch vielleicht nicht so oft oder nicht unbedingt jetzt. Legen Sie Zeiten fest, zu denen Sie sich um die wichtigen Dinge kümmern. Es ist wie mit der Verabredung mit Ihnen selbst: Wenn Sie sich nicht bewusst darum kümmern, geht sie Ihnen verloren.

Sich für die Erfüllung wichtiger innerer Bedürfnisse einzusetzen, hat weniger mit Selbstsucht zu tun als mit dem eigenen Selbstwert.

Vielleicht ist es ausreichend, wenn Sie Ihre privaten E-Mails nur einmal am Tag checken. Lassen Sie das Telefon auch mal klingeln, wenn Sie gerade bewusst Zeit mit einer Person verbringen, die Ihnen wichtig ist. Ich gehe zum Beispiel nicht mehr an das Telefon, während ich esse oder wenn ich gerade Besuch habe. Bestimmte Hausarbeiten lassen sich vielleicht so planen, dass sie seltener notwendig sind, auch damit sparen Sie Zeit.

Für mich ist es wichtig, immer wieder Zeiten zu haben, in denen ich mich erden und emotional den Boden unter meinen Füßen stärken kann. Die therapeutische Arbeit ist sehr erfüllend, doch ich brauche auch einen Ausgleich, um im Gleichgewicht zu bleiben. Meine Energie erhalte ich am besten, wenn ich mich im wahrsten Sinn des Wortes immer wieder mit der Erde verbinde. Es gibt mir Kraft, eine gewisse Zeit im Zimmer auf dem Fußboden zu sitzen oder Zeit im Garten zu verbringen. Wenn meine Hände in Kontakt mit der Gartenerde sind, bin ich glücklich, und wenn ich dabei etwas Neues schaffen kann oder bewusst für eine Pflanze sorge, geht mir das Herz auf. Dafür ist gar nicht so viel Zeit nötig. Ich liebe es, das Wachstum der Pflanzen in den verschiedenen Jahreszeiten mitzuverfolgen, und erfreue mich an Blättern und Blüten, an Schmetterlingen und Vögeln. Diese Arbeiten sind selten dringend. Ich könnte sie immer wieder hinausschieben, doch das würde mich auf Dauer frustrieren, eine wunderbare Möglichkeit der Regeneration würde ungenutzt bleiben.

»Um die Sterne zu berühren, muss ich die Erde unter meinen Füßen spüren.«
Robin Newman

Machen Sie sich doch einmal Gedanken darüber, wie viele Dinge Sie tun, die enorm dringend erscheinen, Sie jedoch von dem fernhalten, was Ihnen wirklich wichtig ist. Wenn Sie eine Liste schreiben mit allem, was Sie am heutigen Tag noch zu erledigen haben, stehen meist die dringenden Dinge darauf, nicht jedoch die wichtigen. Schreiben Sie doch das, was Ihnen wichtig ist, auch mit darauf, zum Beispiel »10 Minuten für mich alleine« oder »mit meinen Kindern herumalbern« oder »meinem Partner meine Liebe zeigen«. Damit erinnern Sie sich selbst immer wieder an das, was sonst so leicht auf der Strecke bleibt vor lauter dringender Erledigungen.

Es gibt natürlich auch Aufgaben, die gleichzeitig wichtig *und* dringend sind. Diese stehen ohne Frage an allererster Stelle. Wenn zum Beispiel Ihr Kind krank wird, dann ist für Ihr Bedürfnis nach Geborgenheit oder Ruhe im Moment kein Platz, dann geht es nur darum, dass Ihr Kind gut versorgt ist und Ihre liebevolle Unterstützung erhält. Wenn Sie auf Ihr Auto angewiesen sind und die Bremsen defekt sind, dann ist der Termin bei der Autowerkstatt natürlich im Moment wichtiger als Ihr Bedürfnis nach kreativem Ausdruck. Dennoch, sorgen Sie dafür, dass Sie Zeit und Muße finden für das, was auch langfristig Bedeutung für Sie hat.

Vor Kurzem besuchten mein Mann und ich ein Restaurant, und an einem Tisch in unserer Nähe saßen vier Freundinnen, die sich miteinander verabredet hatten. Zwei von ihnen waren eine ganze Weile damit beschäftigt, mit ihrem Handy Telefonate zu führen, die offensichtlich in dem Moment nicht richtig wichtig waren, denn sie unterhielten sich angeregt und belustigt, jede der beiden mit ihrer eigenen Gesprächspartnerin. Die zwei anderen Frauen saßen am Tisch und konnten sich wegen des Lärmpegels nicht miteinander unterhalten, also fing die eine an, ihr Handy zu checken, ob Anrufe oder SMS gekommen waren. Als das Essen serviert wurde, führten zwei der Frauen ihre Telefonate weiter, während die anderen schon einmal anfingen zu essen. Sie waren mit ihrer Aufmerksamkeit weder bei ihrer Mahlzeit noch bei ihren Freundinnen. Sie hatten sich von dem, was ihnen ursprünglich wichtig gewesen war, nämlich sich miteinander zu treffen und auszutauschen, weit entfernt.

Richten Sie sich regelmäßig und bewusst Zeiten ein, in denen Sie das tun, was Sie für wichtig erachten, und lassen Sie sich durch nichts anderes ablenken. Wenn Sie wieder einmal den Eindruck haben, dass der Tag nicht genug Stunden hat, um alles zu erledigen, dann streichen Sie bewusst ein paar Dringlichkeiten aus Ihrem Tagespensum. Ihre Widerstände dagegen und Ihr schlechtes Gewissen können Sie thematisieren und beklopfen, zum Beispiel:

»Auch wenn ich schockiert bin darüber, wie oft ich die mir wirklich wichtigen Dinge vernachlässige, liebe und achte ich mich so, wie ich bin …«

»Auch wenn ich Zweifel habe, dass ich es schaffen könnte, mir mehr Zeit für die wichtigen Dinge im Leben zu nehmen, liebe und akzeptiere ich mich so, wie ich bin … und erlaube mir von nun an, den mir wichtigen Dingen mehr Beachtung zu schenken.«

Abschied von Verurteilungen und Tratsch

Es scheint eine menschliche Eigenschaft zu sein, dass wir dazu neigen, in Zeiten eigener Unzufriedenheit negativ über Nahestehende zu reden und sie für unseren schlechten emotionalen Zustand verantwortlich zu machen. Dann sind unser Chef, unser Partner, unsere Eltern und unsere Freunde und Nachbarn schuld an unserem Unwohlsein. Wir machen uns jedoch bei dieser Art von Gedanken unbewusst zum Opfer. Ursprung des emotionalen Zustandes sind die Bewertungen und Interpretationen der Ereignisse. Sie lösen Angst, Wut, Traurigkeit oder andere Emotionen bei uns aus. Gehen wir zu einem Angriff über, schwächen wir damit nicht nur unser eigenes Energiesystem, sondern auch unser Umfeld.

Wenn Sie die Klopfakupressur für Ihren inneren Friedensweg nutzen und tragische und belastende Situationen in Ihrem Leben auflösen, so wird sich Ihr Umgang mit anderen Menschen von selbst verändern. Sie nehmen automatisch eine wohlwollendere Haltung ein, je mehr Sie anderen und sich selbst verzeihen, das geht Hand in Hand. Verzeihen und Wohlwollen bedingen sich gegenseitig und gehören zu den wichtigsten inneren Haltungen im Umgang miteinander. Die Auflösung der negativen Emotionen macht diese Transformation möglich.

Unsere Außenwelt ist letztlich nur ein Spiegel unserer inneren Überzeugungen. Durch unsere Überzeugungen sind wir also Mitgestalter unserer Realität. Wenn es in uns ruhiger und freundlicher wird, verbringen wir weniger Zeit damit, andere anzuklagen oder uns im Tratsch über sie zu verlieren. Alles, worüber wir uns aufregen, zeigt uns letztlich nur, dass wir auf einer tieferen Ebene damit in Resonanz gehen. Und wir können nur dann in Resonanz gehen, wenn in uns eine Saite existiert, die durch diese spezifische Schwingung dazu angeregt wird, mitzuschwingen. Es hat also etwas mit uns selbst zu tun, sonst würden wir uns gar nicht erst so eingehend damit beschäftigen oder uns darüber aufregen.

Wenn wir andere schlechtmachen, so versuchen wir dabei auch meist unbewusst, unseren eigenen Wert zu erhöhen. Dadurch fühlen wir uns der anderen Person überlegen: Je schlechter sie nämlich dasteht, desto besser stehen vermeintlich wir im Vergleich da. Doch welchen Preis bezahlen wir dafür? Es bläht unser Ego einen Moment lang auf, doch unser Energiesystem leidet darunter. Natürlich tut es gut und ist es wichtig, Emotionen nicht zu unterdrücken, sondern sich gelegentlich Luft zu machen, indem Wut und Ärger ihren Ausdruck finden. Damit verschaffen wir uns Erleichterung. Das kann jedoch auch auf eine nicht verachtende Art und Weise geschehen. Man kann seinem Ärger Ausdruck verleihen, ohne andere zu verurteilen. Was ich jedoch kritisieren möchte, das ist der unnötige Tratsch, der aus der Luft gegriffen ist und nur dazu dient, andere schlechtzumachen oder mit eigenen Moralvorstellungen zu messen, damit man selbst ein bisschen besser dasteht.

»Durch nichts bezeichnen die Menschen mehr ihren Charakter als durch das, was sie lächerlich finden.«
Johann Wolfgang von Goethe

Ohnehin wird bei Tratsch immer nur ein Teilaspekt einer Person dargestellt, wie ein Zitat, das aus dem Zusammenhang gerissen wird und damit den ganzen Text verfälscht. Damit werden wir der Person nicht gerecht, wir alle haben mal gute und mal weniger gute Momente. Sind wir dann nicht froh, wenn wir von Menschen umgeben sind, die unsere schwachen Seiten wohlwollend annehmen? Von Menschen, die uns bedingungslos akzeptieren, einfach nur, weil sie uns mögen, ohne eine Gegenleistung dafür zu erwarten? Darin können wir uns täglich üben, indem wir ein Anderssein akzeptieren und loslassen.

Wenn mir eine Person begegnet, deren Umgangsweise mich verletzt oder wütend macht, dann hilft es mir meist sehr, mich an die innere Überzeugung zu erinnern, dass letztendlich nichts persönlich ist. Alles, was eine andere Person tut oder sagt, hängt zunächst mit ihrem Glaubenssystem zusammen. Ihr Verhalten mir gegenüber entsteht aus ihrer Wahrnehmung der Realität und ist demnach vielleicht nur ein Ausdruck ihrer eigenen unerfüllten Bedürfnisse. Wir kommen hinzu und mögen vielleicht der Auslöser sein, aber sicherlich nicht die eigentliche Ursache für das Verhalten oder die Worte dieser Person. Ich mache diese Einsicht zu einem Bestandteil meiner Einstimmungs- und Erinnerungssätze, wenn ich meine Emotionen des Ärgers oder der Traurigkeit beklopfe:

»Auch wenn ich so wütend bin, weil ..., liebe und akzeptiere ich mich so, wie ich bin, denn ich weiß nicht, was sie/ihn in dem Moment dazu veranlasst hat, so zu sprechen/das zu tun, letztendlich ist nichts persönlich, auch dies nicht.«

»Auch wenn ich mich schuldig fühle, weil ..., nehme ich mich in Liebe an. Ich gebe mein Bestes und das ist gut genug. Sie/er gibt sein Bestes und das ist gut genug.«

Definieren wir unseren Selbstwert über Vergleiche mit anderen, dann werden wir immer bemüht sein, das Schlechte in anderen Menschen zu entdecken, anstatt uns auf die Entdeckungsreise nach unseren und ihren einzigartigen, positiven Seiten zu machen. So entstehen nur Neid, Eifersucht und Konkurrenzverhalten. Wenn wir uns dem Fluss des Lebens wirklich anvertrauen, so können wir uns auch darauf verlassen, dass auf einer höheren Ebene immer für uns gesorgt ist. Wir können überzeugt sein, dass wir immer zur richtigen Zeit am richtigen Ort sind. Das ist natürlich nicht in jeder Situation einfach, doch es ist letztlich eine Frage des Vertrauens in sich selbst, des Selbstvertrauens. Und dieses wird mit zunehmender Praxis der Klopfakupressur größer werden.

Tratsch passt nicht zu einem friedvollen Lebensweg. Wenn es mir doch einmal passiert und ich mir dessen bewusst werde, so nehme ich mich für diesen Moment in meiner Schwäche an. Mit dieser Haltung gelingt es mir am leichtesten, mein zukünftiges Verhalten zu verändern. Zunächst ist es wichtig, es bei mir selbst zu erkennen, die Veränderung kommt mit fortschreitender Übung in der Klopfakupressur, da unser Herz sich für uns und andere immer weiter öffnet. Mein Einstimmungssatz lautet in solchen Situationen:

»Auch wenn ich gerade über ... schlecht gesprochen habe und ich mich darüber ärgere/mich schuldig fühle, achte ich mich und sie/ihn und nehme uns an, so wie wir sind.«

Die Energie Ihrer Worte

Die Worte, die Sie im Alltag verwenden, haben ebenso wie Ihr Verhalten eine Auswirkung auf Ihr hochsensibles Energiesystem. Die Energie der Worte können Sie nutzen, indem Sie Worte verwenden, die Sie wenig Energie kosten oder Sie positiv in Ihren Aufgaben unterstützen.

Achten Sie bitte auf Ihre Sprache: Verwenden Sie zum Beispiel häufig die Formulierungen »ich muss« und »ich sollte« statt »ich möchte« und »ich werde«?

Erspüren Sie selbst den Unterschied für Ihr Energiesystem zwischen den folgenden Sätzen:

»Ich muss heute noch einkaufen gehen und die Rechnung bezahlen«
und
»Ich möchte heute einkaufen gehen und werde die Rechnung noch bezahlen«.

Der erste Satz ist normalerweise automatisch mit Widerstand verbunden: Ich muss etwas tun, und wir alle »müssen« nicht gerne. Wenn Sie also während des ganzen Tages Ihre Aufgaben erledigen »müssen«, anstatt sie erledigen zu wollen, so kostet das ständig Kraft und Sie berauben sich selbst Ihrer Energie. Wenn Sie sich jedoch bewusst dafür entscheiden, dann fließt Ihre Energie in die Handlung mit ein statt in den Widerstand dagegen. Ihre Aufgaben werden Ihnen wahrscheinlich viel leichter von der Hand gehen.

Schenken Sie Ihrer Sprache Aufmerksamkeit: Verwenden Sie Worte, die Sie in die Opferhaltung drücken, oder übernehmen Sie die Verantwortung für Ihre Entscheidungen? Nutzen Sie häufig Generalisierungen wie »immer« oder »nie«, »niemand« oder »jeder«, vor allem in Verbindung mit negativen Äußerungen? Das sind meist hilfreiche Hinweise auf negative Glaubenssätze, die damit nur erneute Bestätigung finden. »Immer werden die anderen mir vorgezogen« oder »Niemand schätzt, was ich tue« sind Beispiele für negative Überzeugungen. Horchen Sie in sich selbst hinein, entdecken Sie Ihre typische Ausdrucksweise und bitten Sie eventuell Ihren Partner oder nahestehende Freunde um ein ehrliches Feedback: Häufig merken wir selbst gar nicht, was wir uns gegenseitig mit Worten antun.

Wählen Sie im Alltag Ausdrucksformen, die sich positiv auf Sie auswirken, und lassen Sie schwächende Redewendungen wohlwollend hinter sich. Wenn wir möchten, dass andere respektvoller mit uns umgehen, so dürfen wir bei uns selbst beginnen und Worte und Gedanken wählen, die uns stärken und nicht noch zusätzlich schwächen.

Innere Dialoge beachten – Selbstzweifel überwinden

Im zweiten Kapitel haben Sie schon einiges über unser Glaubenssystem, unsere Komfortzone und die Macht Ihrer unbewussten Gedanken erfahren. Jetzt steht Ihnen viel mehr Hintergrundwissen zur Verfügung und Sie haben mit Ihrem persönlichen Friedensweg begonnen, der Ihnen hilft, die Vergangenheit loszulassen. Wenn Sie Ihr gegenwärtiges Leben genauer unter die Lupe nehmen, gilt auch hier das Gesetz »wie im Innen, so im Außen«. Schenken Sie Ihren inneren Dialogen besondere Aufmerksamkeit. Wie viele dieser permanent ablaufenden Gedanken in Ihnen sind, näher betrachtet, wirklich positiver Natur? Wie ist das ungefähre Verhältnis zwischen positiven und negativen Gedankengängen?

Meist befassen wir uns eher mit dem Negativen, mit Ärger, Sorgen und Zweifeln, doch damit verhindern wir kreative Lösungsmöglichkeiten. Wir geben den negativen Emotionen zusätzliche Energie, sie wiederholen sich, sobald auch nur der kleinste Auslöser uns erneut damit in Berührung bringt.

Womit genau befasst sich Ihr Geist, wenn die inneren Selbstgespräche in die negative Richtung abdriften und den inneren Kritiker laut werden lassen? Je mehr Sie Ihr eigenes Wesen innerlich kritisieren und verurteilen, umso mehr werden Sie dies wahrscheinlich auch in der Außenwelt gespiegelt bekommen. Sie fühlen sich dann schneller verletzt oder angegriffen und reagieren verständlicherweise in bestimmten Situationen empfindsamer als andere. Ihre Mitmenschen »erspüren« Ihr selbstkritisches Wesen und spiegeln es Ihnen, indem sie Sie kritisieren oder Kritik von Ihnen provozieren. Beginnen Sie, Ihren inneren Dialogen bewusst zu folgen: Sind sie angefüllt mit Gedanken wie:

»Oje, ich habe keine Zeit, wie soll ich das nur schaffen ... ich muss mich beeilen ... warum habe ich daran nicht schon früher gedacht ... ich kann das sowieso nicht ... was fällt dieser Person eigentlich ein ... der wollte mich wohl provozieren ... ich kann es ihm ja eh nicht recht machen ... was für ein verlorener Tag das heute ist ... es geht wirklich alles schief ... heute bau ich ja wirklich nur Mist ... das ist wieder typisch für mich ... mir ist einfach nicht zu helfen ...«?

Merken Sie, wie Ihnen allein schon beim Lesen dieser Sätze die Energie verloren geht? Genau das Gleiche passiert, wenn die leisen inneren negativen Äußerungen unbewusst bleiben. Daraus entstehen schlechte Stimmungen, und Sie können nicht einmal so richtig nachvollziehen, warum. Wenn »aus dem Nichts« die Stimmung plötzlich gedrückt ist, Sie zutiefst traurig oder schlecht gelaunt werden, so gab es entweder einen äußeren Auslöser, den Sie noch nicht bemerkt haben, oder Sie haben Ihrem Unterbewusstsein die Gelegenheit gegeben, in inneren Dialogen zu schwelgen, die Ihr Energiesystem schwächen.

Sobald Ihnen die negativen Gedanken und die damit verbundenen Emotionen bewusst werden, können Sie sie mit Klopfakupressur lockern und transformieren. Sie haben das Handwerkszeug dafür, und Ihre Hände haben Sie ja immer dabei. Wenn Sie sich innerlich liebevoller annehmen, so werden Sie auch in der Außenwelt weniger Anlass dazu haben, andere anzuklagen oder zu kritisieren bzw. von ihnen angeklagt zu werden.

Auch aus diesen Gründen ist es so wichtig, im gegenwärtigen Augenblick zu sein: Sie können dann solche destruktiven inneren Dialoge leichter erkennen. Während Sie im Alltag auf Autopilot umschalten, ob in der Arbeit oder beim Autofahren, während Sie kochen oder bügeln oder während Sie scheinbar gedankenlos etwas Unangenehmes »hinter sich bringen«: Ihre unbewussten negativen Gedanken haben bei solchen Gelegenheiten freie Fahrt, und sie nutzen jede Chance, sich wichtig zu machen, darauf sind sie spezialisiert. Nur wenn Sie mit all Ihrer Konzentration und Achtsamkeit ausschließlich bei dem sind, was Sie gerade tun, dann können Ihnen Ihre Gedanken auch bewusst werden. Wenn Sie Auto fahren, seien Sie mit voller

Aufmerksamkeit beim Verkehr, und wenn Sie kochen, seien Sie achtsam und mit allen Sinnen bei dem Mahl, das Sie gerade zubereiten. Genauso verhält es sich bei der Arbeit: In den Zeiten, in denen Sie nicht voll konzentriert bei der Sache sind, besteht die Gefahr, dass die inneren Dialoge ihr unbemerktes Unwesen treiben.

Horchen Sie hinein, entwickeln Sie ein Gespür für diese Selbstgespräche. Und denken Sie daran, sich dafür nicht wiederum zu verurteilen, sondern sich anzunehmen, in Liebe und Achtung, und dabei zu klopfen. Viele der inneren Dialoge sind zu hartnäckigen negativen Kernüberzeugungen geworden, weil sie keine aufmerksame Beachtung, sondern nur heftige Ablehnung erfahren haben.

Wiederum ist Achtsamkeit das Zauberwort, die zauberhafte Haltung, und das erfordert ein Umdenken: Haben wir doch in den letzten Jahren erfahren, wie destruktiv negatives Denken ist und wie vorteilhaft es sich auswirkt, in positiven Gedanken zu schwelgen. Doch die begleitenden Emotionen sind die wirklichen Treiber. Mit der Klopfakupressur haben Sie die Möglichkeit, in die negativen Emotionen hinein zu gehen und sich gleichzeitig von ihnen zu befreien, indem Sie währenddessen Ihr Energiesystem ausgleichen. Die Gesetzmäßigkeit ist so einfach.

Viele unserer inneren Dialoge sind von Selbstzweifeln gekennzeichnet, die Gedanken kreisen um die eigenen mangelhaften Fähigkeiten, wir stellen uns in Frage und das bringt uns aus dem Gleichgewicht. Diese Art von Gedanken führt letztlich nur dazu, dass wir lieber nicht tätig werden, dass wir Dinge, die wir vorhaben, immer wieder hinausschieben und dass wir uns vieles gar nicht erst zutrauen. »Eigentlich« wollen wir uns in eine bestimmte Richtung bewegen, doch die Energie unserer Zweifel hält uns zurück: »So etwas kann ich nicht«, »Das würde sowieso nichts bringen«, »Das geht wahrscheinlich gar nicht«, »Das Risiko gehe ich lieber nicht ein«, so oder ähnlich laufen die inneren Dialoge ab.

Wenn Sie bei einem Vorhaben diejenigen Emotionen und Befürchtungen klarer erkennen möchten, die den inneren Zweifeln zugrunde liegen, so wenden Sie am besten das beständige Klopfen, das ich im fünften Kapitel erläutert habe, an. Achten Sie auf alle Gedanken und die sie begleitenden Emotionen, lassen Sie ihnen freien Lauf. Sie werden sicherlich immer wieder auf die gleichen stoßen. So bekommen Sie hilfreiche Informationen, denn genau dies sind die negativen Kernüberzeugungen, die Sie mit Klopfakupressur auflösen können. Solange sie nur unterbewusst ablaufen, können Sie ihnen nicht beikommen. Machen Sie Einstimmungssätze daraus und beklopfen Sie sie wie ein Symptom, wie jede andere negative Emotion. Ihr Energiesystem benötigt eine Zeitlang, um tief sitzende Zweifel dauerhaft zu lösen, also seien Sie bitte geduldig mit sich. Und wenn Ihnen das schwerfällt, so ist das ein weiteres Thema, das es wert ist, aufgelöst zu werden.

Einstimmungssatz:
»*Auch wenn ich mir nicht zutraue .../auch wenn ich lieber nicht das Risiko eingehen möchte, dass ..., liebe und akzeptiere ich mich mit all meinen Selbstzweifeln und öffne mich für die Möglichkeit, sie im Vertrauen loszulassen.*«
»*Auch wenn ich so sehr an meiner Fähigkeit zweifle, ...* (z.B. »*für meine Bedürfnisse zu sorgen*«), *achte ich mich und nehme mich in Liebe an.*«
»*Auch wenn ich Angst davor habe, zu scheitern .../einen Fehler zu machen .../nicht gut genug zu sein .../mich lächerlich zu machen ..., achte ich mich und nehme mich an, so wie ich bin ...*«
Und als positive Affirmation dazu:
»*... und erlaube mir jetzt, dieses Risiko einzugehen/... mir die Zeit zu nehmen für .../... den Mut aufzubringen .../... mir zu vertrauen .../... diese Angst jetzt loszulassen.*«

Wenn eine spezifische Emotion damit verknüpft ist, zum Beispiel Ärger oder Angst, so bewerten Sie den Belastungsgrad, stimmen sich darauf ein und nehmen sie in die Klopfsequenz mit auf.

Manche der Zweifel sind vielleicht auf ganz bestimmte Situationen bezogen, weil sie mit konkreten Erlebnissen aus der Vergangenheit verknüpft sind. Gut, wenn Sie sich daran erinnern, das kontinuierliche Klopfen hilft Ihnen dabei, sie zu »öffnen«. Dann beklopfen Sie auch die jeweiligen Ereignisse, bis sie keinen Stress mehr auslösen. Je mehr Ereignisse Sie auflösen, umso erfolgreicher werden Sie die Zweifel beseitigen.

Selbstzweifel beziehen ihre Energie meist aus verschiedenen Ängsten, etwa Ängsten vor Misserfolg, vor Versagen, vor Blamage usw., aber auch die Angst vor Erfolg kann eine Rolle spielen. Gerade Frauen und ihr beruflicher Erfolg sind ein Thema, das mehr Aufmerksamkeit verdient hätte. Hier sind auch kollektive Selbstzweifel am Werk, denn wir bewegen uns immer noch auf sehr neuem Terrain, in kollektiver Hinsicht sogar auf ehemals verbotenem Terrain. Was würde sich ändern, wenn Sie Erfolg haben? Würden Sie jemanden damit in eine missliche Lage bringen? Welche Verantwortung würde damit einhergehen und wie stehen Sie zu dieser Verantwortung?

»Wir müssen gewillt sein, das Leben, welches wir geplant haben, hinter uns zu lassen, sodass wir uns dem Leben zuwenden können, das auf uns wartet.«
Joseph Campbell

Ein Beispiel aus meiner Praxis verdeutlicht, welche Rolle die Angst vor beruflichem Erfolg spielen kann: Helen kam für ein Coaching zu mir. Sie wünschte sich größeren beruflichen Erfolg, wurde auch von ihrem Vorgesetzten gefördert, traute sich jedoch eine Stelle mit höherer Verantwortung noch nicht zu. Die einzelnen Zweifel bezogen sich vor allem auf die Befürchtung, zu scheitern und den eigenen Anforderungen nicht gerecht zu werden. Deren emotionale Ladung reduzierte sich durch Klopfen recht schnell. Anschließend zeigten sich jedoch weitere Zweifel. Dahinter stand die Befürchtung, in eine konkurrierende Situation mit ihrem Mann zu geraten. Mit Klopfakupressur lösten wir einige Ereignisse aus der Kindheit, in der Helen zu übermäßiger Rücksichtnahme ihren Geschwistern gegenüber aufgefordert worden war. Sie war es gewohnt, sich und ihre eigenen Bedürfnisse zurückzunehmen, und diese Haltung übertrug Helen auf ihren Mann, obwohl er sie bei ihren Vorhaben sehr unterstützte und ihr den Erfolg von Herzen gönnte.

Die Befürchtung, dass die größere Herausforderung mit zusätzlichem Zeitaufwand verbunden sein könnte, sodass sie nicht mehr genügend Zeit für private Interessen und Freunde haben würde, war ein weiteres Thema, das wir beklopften. Durch die Auflösung der negativen Emotionen gewann Helen mehr Vertrauen in ihre eigenen Entscheidungen. Sie empfand den Erfolg nicht mehr als ein zu großes Risiko und gestand sich den Freiraum zu, jederzeit eine neue Entscheidung bezüglich ihrer Zukunft treffen zu können, falls ihre berufliche Situation irgendwann in der Zukunft nicht mehr mit ihren Bedürfnissen in Einklang stehen sollte.

An diesem Beispiel sehen Sie deutlich, dass mehrere innere Überzeugungen diese diffuse Angst und den daraus folgenden Widerstand gegen den eigenen Erfolg aufbauten. Erst die Aufschlüsselung der unterschiedlichen Aspekte und das Beklopfen der einzelnen Themen brachte die gewünschte Erleichterung und Zuversicht. Emotionen wie Angst, Schuldgefühle und auch Ärger über sich selbst fanden dabei Beachtung und konnten reduziert bzw. aufgelöst werden.

Alte Gewohnheiten loslassen

Wenn Sie es sich zu einer neuen Gewohnheit machen, Ihre Aufgaben unter dem Wichtigkeits- und Dringlichkeitsaspekt zu betrachten, so wird dies wahrscheinlich Konsequenzen für Ihre Lebensplanung und Ihr Verhalten haben: Sie werden sich bestimmt von so mancher unliebsamen Gewohnheit verabschieden wollen, die Sie bisher daran gehindert hat, sich den wesentlichen Dingen Ihres Lebens zuzuwenden.

Welche Gewohnheiten, die sich über die Jahre unmerklich eingeschlichen haben, sind Ihnen wirklich noch dienlich? Betrachten Sie einmal alles, was Sie bisher mit unbewusster Regelmäßigkeit getan haben, mit einem kritischen »Bedürfnisblick«. Die gedanklichen Selbstsabotagemuster haben ja zur Folge, dass wir uns auf eine Weise verhalten, die uns letztlich nicht zuträglich ist. Diese können Sie aus einer gewissen inneren Distanz heraus einfacher erkennen.

In diesem Zusammenhang möchte ich vor allem auf Denk- und Verhaltensgewohnheiten eingehen, die viel Zeit und Energie kosten und Ihnen dennoch nicht viel Nutzen bringen. Werden Sie sich klar darüber, welche Gewohnheiten Sie loslassen möchten. Es wird Ihnen leichter fallen, eine unliebsame Gewohnheit loszulassen, wenn Sie sie gleichzeitig durch eine gewünschte neue Gewohnheit ersetzen. Wenn Sie zum Beispiel weniger fernsehen möchten, so ist es besser, parallel eine neue Alternative zu finden, ein Buch zu lesen oder etwas Kreatives zu gestalten. Wenn Sie abends automatisch zu einer bestimmten Zeit den Fernseher anschalten, so kann es hilfreich sein, um diese Zeit regelmäßig einen Spaziergang zu machen oder Ihre bevorzugte Musik zu hören. Klopfakupressur kann Ihnen dabei helfen, die Lust auf das Ungewollte zu reduzieren: Klopfen Sie, während Sie den Drang verspüren, und bearbeiten Sie alle negativen Emotionen, die sich zeigen, während Sie an die Gewohnheit denken. Beklopfen Sie alle Widerstände, die Sie gegen das Loslassen aufgebaut haben.

»Auch wenn ich mich ärgere über diesen Drang in mir, den Fernseher anzuschalten, achte ich mich und nehme mich in Liebe an … und gönne mir stattdessen einen Spaziergang.«

»Auch wenn ich Angst habe, etwas Wichtiges zu verpassen, wenn ich den Fernseher abgeschaltet lasse, liebe und akzeptiere ich mich so, wie ich bin.«

»Auch wenn ich die Geräuschkulisse vermisse und die Stille kaum aushalten kann, wenn der Fernseher ausgeschaltet bleibt, achte ich mich ...«

Das gewünschte Verhalten wird leichter zur neuen Gewohnheit werden, wenn Sie es in die Klopfsequenzen mit einbauen, indem Sie eine positive Affirmation anhängen:

»... und ich erlaube mir jetzt ...«

»... und ich entscheide mich jetzt stattdessen für ...«

»... und ich gebe mir die Chance ...«

Auch die vier Fragen aus Kapitel 5 werden Ihnen weiterhelfen: Welche Vor- und Nachteile hat es, wenn Sie die neue Gewohnheit annehmen würden, und welche Vor- und Nachteile hat es, wenn Sie die alte Gewohnheit beibehalten? Die Widerstände gegen das neue Verhalten erkennen Sie an all den Argumenten, die mit einem »aber« beginnen. Ihnen gilt es zuerst die Grundlage zu nehmen, indem Sie sie beklopfen. Sie wirken wie psychologische Umkehrungen.

Stellen Sie sich in Gedanken und mit möglichst lebhaften inneren Bildern vor, wie Sie schon mühelos und leicht ohne die alte Gewohnheit auskommen können, und klopfen Sie dabei beständig. Sehen Sie sich in der gewünschten Situation und empfinden Sie vorab die positiven Emotionen, als hätten Sie es bereits geschafft.

Neue Wege gehen – Meiner weiblichen Intuition vertrauen

Jedes einzelne Kapitel in meinem Buch trägt bereits einen Teil dazu bei, Ihrer weiblichen Intuition wieder näherzukommen und ein vertrauensvolleres Verhältnis zu ihr aufzubauen. Intuition ist eine natürliche Fähigkeit, die wir uns nicht erst mühevoll erarbeiten oder durch spezielle Seminare erwerben müssen. Sie steht uns mit ihrer Weisheit zur Verfügung, wenn wir still werden, achtsam in uns hineinhorchen und uns für sie öffnen. Sie kann für uns zu einer wertvollen inneren Führung werden, wenn wir ihr wieder das Vertrauen zukommen lassen, welches wir ihr im Laufe unseres Lebens durch Verunsicherungen, einschränkende Erziehungsmaßnahmen oder traumatische Erlebnisse entzogen haben.

»Es gibt viele Arten zu sehen, die wahrhaftigste und beste ist jedoch die intuitive, denn sie erfasst das Ganze, während das intellektuelle Sehen nur einen Teil wahrnimmt.«
Soetsu Yanagi

Wenn wir unserer weiblichen Intuition vertrauen, dann fühlen wir uns verbunden mit dem großen Ganzen, mit der Kraft des Universums, welches ich auch das göttliche Gewebe genannt habe. In diesem Feld geht nichts verloren, alles ist jederzeit zugänglich und wir können wieder Kanal werden für diejenigen Informationen und Eingebungen, die uns in unklaren Situationen auf den nächsten stimmigen Schritt hinweisen. Unter einer stimmigen Entscheidung verstehe ich eine Lösung, die in Einklang mit Ihrem inneren Wesen steht und die daher für Sie Sinn macht.

Frauen beriefen sich in der Vergangenheit weitaus selbstverständlicher auf ihre intuitiven Fähigkeiten. Wenn Sie sich dieser göttlichen Kraft auch im Alltag wieder mehr anvertrauen, leben Sie freier, gesünder und kreativer. Der Alltag macht es oft schwer, mit der inneren Stimme in Kontakt zu kommen und verbunden zu bleiben, doch mit ein bisschen Übung können Sie sie als eine zuverlässige Begleiterin erkennen, indem Sie regelmäßig innehalten und in sich hineinspüren.

Die meisten Frauen mit Burn-out-Syndrom leiden unter einer Lebensweise, bei der ihnen die Verbundenheit mit ihrer weiblichen, kreativen und intuitiven Seite abhandengekommen ist. In unserer Gesellschaft haben analytisches Denken und rationale Entscheidungen die Oberhand. Sie sind jedoch nicht unbedingt verlässlicher als Entscheidungen, die aus einem intuitiven »Bauchgefühl« heraus getroffen werden. Sogar empirische Forschungen legen dies inzwischen nahe. Das weist darauf hin, dass wir uns in einem Wandel befinden, der Hoffnung macht.

Wenn wir aus dem Verstand heraus analysieren und überlegen, so mischen sich auch unbewusste Glaubenssätze, negative Emotionen und von Angst geprägte Einschränkungen ein. Wenn wir jedoch wieder einen freieren Zugang zu unserer Intuition gewinnen, dann sind die unverzüglichen Antworten, die wir erhalten, nicht von Ängsten bestimmt. Zweifel kommen erst dann auf, wenn wir über diese intuitiven Antworten reflektieren, wenn wir merken, welche Konsequenzen sich dadurch für unser Leben ergeben würden und wir diese Konsequenzen unbequem finden. Wir werden von unserer Intuition immer wieder dazu aufgefordert, unsere bequeme Komfortzone für eine Weile zu verlassen und neuen Lösungen zu vertrauen. Die Stimme unserer Intuition ist dabei immer liebevoll und mitfühlend, sie kann klar von unserem alltäglichen inneren Geplapper unterschieden werden.

»Intuition ist eine spirituelle Fähigkeit und erklärt nicht, sondern weist einfach nur den Weg.«
Florence Scovel Shinn

Ängste und Selbstzweifel sind die größten Hindernisse, wenn es darum geht, wieder mit unserer verlässlichen intuitiven Seite in Kontakt zu kommen: »Ich kann nicht intuitiv sein ... meine Intuition hat mich schon zu oft getäuscht ... dazu fehlt mir die Begabung«, so oder ähnlich klingen negative Glaubenssätze in Bezug auf unsere Intuition.

Ich bin der tiefen Überzeugung, dass wir alle mit einer sehr verlässlichen weiblichen Intuition geboren werden. Und selbst wenn die Verbindung mit ihr im Laufe des Lebens schwieriger geworden ist, so ist es eine erfüllende Aufgabe, sie wieder besser zu pflegen. Unser Bedürfnis, das Leben unter Kontrolle zu haben, versucht uns daran zu hindern. Vertrauen in den Fluss des Lebens und die Überzeugung, dass ich immer zur richtigen

Zeit am richtigen Ort sein werde, sind wichtige Nährstoffe für unsere Intuition.

Wenn wir einem ganzheitlich gesunden Pfad folgen möchten, der unseren ureigenen Seelenweg unterstützt und das Beste in uns hervorbringt, so ist das mit der Stimme unserer Intuition als verlässliche innere Führerin viel einfacher. Die intuitive Stimme wird umso klarer und deutlicher, je weiter wir uns auf unserem persönlichen Friedensweg fortbewegt haben, indem wir uns von alten negativen Emotionen befreit haben. Sie zeigt sich Ihnen immer spontaner, je mehr Sie sich erlauben, innezuhalten, achtsam im Augenblick zu sein und Stille zuzulassen, Ihre inneren Bedürfnisse zu beachten und ihnen Raum zu geben.

In den letzten Kapiteln haben Sie Möglichkeiten erfahren, all dies mithilfe der Klopfakupressur auf sanfte und effektive Weise zu unterstützen. Sie können Ihr Energiesystem darauf ausrichten, Förderliches willkommen zu heißen und Hinderliches mutig loszulassen. Sie werden wieder zu einer aktiven Gestalterin Ihres Lebens, und die neue Energie, die daraus hervorgeht, verbindet Sie auf natürliche Weise wieder mit der Quelle Ihrer inneren Weisheit.

Wie können wir nun diese Verbindung mit unserer Intuition neu aufleben lassen und woran erkennen wir, ob wir gerade in Verbindung mit dieser göttlichen Quelle stehen?

Unsere Intuition ist spontan

Wenn Sie in sich hineinlauschen, so äußert sich Ihre innere Stimme zu einer bestimmten Thematik häufig mit einer sofortigen Antwort. Der allererste spontane Impuls ist der, der Ihrer Intuition entspringt. Danach folgt bereits die Verfärbung durch die Analyse Ihres Verstandes, der sich mit seinen Befürchtungen und Bewertungen einmischt, und die Antwort aus Ihrem Inneren verblasst wieder. Die Antworten, die aus der Intuition heraus erfolgen, mögen nicht immer das sein, was wir gerne hören möchten. Daher schieben wir sie gern aus Angst oder Bequemlichkeit zur Seite, bis das Schicksal uns auf andere Weise Wachstum und Lernaufgaben ermöglicht.

Manchmal lässt sich unsere Intuition mit ihrer Antwort jedoch auch ein bisschen Zeit. Sie kommt eventuell plötzlich und unerwartet zu einem ganz anderen Zeitpunkt. Vielleicht einige Tage später in Form eines Traumes, vielleicht haben Sie eine plötzliche Eingebung unter der Dusche oder während eines Spaziergangs, wenn Ihr Kopf »frei« geworden ist. Am besten kommen Sie mit Ihrer Intuition in Berührung, wenn Sie gerade etwas tun, was Ihren Verstand nicht sonderlich fordert und dennoch Ihre Aufmerksamkeit beansprucht. Dies ist bei allen regelmäßigen, fast ritualisierten Tätigkeiten der Fall. Wenn Sie dann noch Ihre Aufmerksamkeit wirklich im gegenwärtigen Moment halten, so ist Ihr Geist gerade genug gefordert, um nicht abgelenkt zu sein, und gering genug gefordert, um für intuitive Eingebungen offen zu sein. Dies kann beim Schälen von Kartoffeln, beim Bügeln, beim Unkrautjäten sein. Wenn Sie Ihre Nägel feilen, Blumen gießen oder meditieren. Bereiten Sie sich auf spontane Überraschungen vor.

»Intuitiv zu sein heißt, die innere Stimme anstatt die Stimme des Egos zu hören.«
Robin Newman

Wenn eine meiner Klientinnen meint, ihr fehle gerade der Zugang zu ihrer inneren Stimme, so kann sie diese Selbstzweifel oft für einen Moment hinter sich lassen, wenn ich ihr eine paradoxe Frage stelle: »Wie würde Ihre intuitive Antwort lauten, wenn Sie diesen freien Zugang jetzt *hätten*, wenn Ihnen nichts im Wege stünde?« Tendieren Sie dazu, zu lange über eine Antwort nachzudenken, so helfen Sie sich mit dieser Fragestellung, wobei gleichzeitig das beständige Klopfen angewendet werden kann:

»Wenn ich in diesem Augenblick völlig frei auf meine Intuition vertrauen könnte, welche Antwort würde sie mir jetzt geben?«

Klopfakupressur und Morgenseiten: Eine Quelle der Kraft

Wenn Sie sich dem Fluss Ihrer intuitiven Eingebungen wieder mehr anvertrauen möchten, so hilft es Ihnen, wie bei allen vorangegangenen Schritten, auch hier am meisten, die restlichen Zweifel und Einwände, verfestigten Glaubensmuster und negativen Emotionen wahrzunehmen. Begegnen Sie ihnen mit Achtsamkeit, erkennen Sie sie an und lösen Sie sich davon. Was hindert Sie am freien Fluss der intuitiven Eingebungen? Bearbeiten Sie alle Einwände, zum Beispiel:

»Auch wenn ich meiner Intuition nicht vertraue, aus Angst vor den Antworten …

… aus Angst vor den Konsequenzen, die ich dann ziehen müsste, …

… aus Angst vor dem Risiko, das ich damit eingehe, …

… achte ich mich und nehme mich an, so wie ich bin, und erlaube mir von nun an …«

»Auch wenn ich mich nicht mehr traue, mich auf meine Intuition zu verlassen, weil ich damit so schlechte Erfahrungen gemacht habe, liebe und akzeptiere ich mich …

Und als positiver Ausblick:

… und öffne mich für die Gewissheit, dass jede intuitive Antwort zu meinem Besten ist und mich auf meinem Seelenweg wohlwollend unterstützt.«

Wenn es in Ihrem Leben ein spezielles Ereignis gibt, aufgrund dessen Sie Ihrer Intuition kein Vertrauen mehr schenken möchten, so wenden Sie die Klopfakupressur auf dieses Ereignis an und lösen die alten Emotionen mithilfe der Filmtechnik auf.

Es gibt noch eine weitere Möglichkeit, Ihnen den gewünschten Weg zu erleichtern. Seit Jahren wende ich eine intuitive Schreibtechnik an, ich schreibe meine sogenannten *Morgenseiten*. Sie helfen mir jeden Tag, mit mir in Verbindung zu kommen und meinen Eingebungen aus der Intuition eine Tür zu öffnen. Die Autorin Julia Cameron bot diese Technik ursprünglich Künstlern an, damit sie wieder mit ihren innewohnenden kreativen

Fähigkeiten in Kontakt kommen. Wir können die Morgenseiten in unseren Tag integrieren, um wieder zu Lebenskünstlern zu werden. Indem wir gleichzeitig das beständige Klopfen anwenden, bauen wir Hemmnisse ab und werden so noch durchlässiger für alles, was sich zeigen mag.

Die Methode ist ganz einfach: Sie schreiben jeden Morgen auf drei Seiten handschriftlich alles auf, was Ihnen in den Sinn kommt, ohne zu überlegen, ohne Pause, ohne Ihren Stift abzusetzen. Es sind keine Tagebuchseiten, machen Sie sich keinerlei Gedanken über Stil oder Qualität des Inhalts, öffnen Sie sich einfach nur urteilsfrei für alles, was in diesem Moment kommt. Und wenn gerade nichts kommt, so schreiben Sie eben darüber, dass gerade nichts kommt, und über die Emotion, die das in Ihnen auslöst. Mit Ihrer anderen Hand klopfen Sie gleichzeitig die Fingerpunkte wie in Kapitel 5 beschrieben. Das mag am Anfang ungewöhnlich sein, weil Sie unterschiedliche Bewegungen mit der rechten und linken Hand machen wie beim Klavierspielen, dennoch werden Sie sich schnell daran gewöhnen. Ihre beiden Gehirnhälften werden zusätzlich trainiert, in Einklang miteinander zu arbeiten, was von Vorteil ist.

Wenn Ärger oder andere Emotionen hochkommen, so lassen Sie ihnen freien Lauf, auch in Ihren Worten auf dem Papier. Durch das Klopfen lösen Sie schon so manches auf. Am besten wählen Sie die frühe Zeit am Morgen direkt nach dem Aufstehen. Zu dieser Zeit sind Sie noch nicht zu sehr von Ihrem Verstand gelenkt und stehen noch gut mit sich selbst in Verbindung. Wenn der frühe Morgen diese Möglichkeit wirklich nicht bietet, so wählen Sie einen regelmäßigen Zeitpunkt, zum Beispiel immer nach dem Frühstück oder immer wenn Sie von der Arbeit nach Hause kommen.

Es lohnt sich, diese Zeit zu investieren, Sie werden das schon nach einer relativ kurzen Phase des Schreibens bemerken. Zum einen erkennen Sie Themen, welche Sie emotional belasten. Diese werden nämlich immer wieder auf den Seiten zur Sprache kommen, und Sie können sie anschließend mit Klopfen lösen, falls sie noch belastend sind. Zum anderen öffnen Sie für sich den Zugang zu Ihrer Intuition. Sie lockern sich beim Schreiben, Ihre Intuition bekommt wieder eine Stimme. Ich schreibe die Seiten gern auf Querformat, da es mir hilft, kreativer zu sein und Querdenken zuzulassen. Außerdem verwende ich für das Schreiben einen Füller, der wie von selbst über das Papier gleitet, manchmal auch einen Bleistift.

Die Morgenseiten lege ich auch vielen Klienten und Seminarteilnehmern ans Herz. Selbst wenn es häufig nicht so einfach ist, das Schreiben zusätzlich in den Tagesablauf zu integrieren, wird es von allen, die es über längere Zeit praktizieren, als sehr hilfreich erfahren. Vielen Frauen sind die Morgenseiten zu einem tiefen inneren Bedürfnis geworden, eine Hilfe zur Selbsterkenntnis. Trotz des Zeitaufwands sparen Sie letztlich auch Zeit, denn Sie begegnen dabei Ideen und Einsichten, die Sie sowohl privat als auch beruflich bei Ihren weiteren Vorhaben unterstützen.

Gehen Sie spielerisch mit Ihrer Intuition um

Wenn Sie noch nicht so geübt darin sind, sich von Ihrer inneren Führung leiten zu lassen, so genehmigen Sie sich eine spielerische, von Neugier geprägte Phase, in der Sie sich mit kleinen Schritten aus Ihrer Komfortzone herauswagen. Erlauben Sie sich, hin und wieder zu straucheln, das hilft letztlich schneller weiter, als wenn Sie sich nicht trauen, aus den gewohnten Verhaltensweisen und Denkmustern auszusteigen. Hier sind einige Vorschläge:

- Besuchen Sie zum Beispiel einen unbekannten Ort oder eine Stadt, in der Sie sich nicht auskennen. Lassen Sie sich dort nicht von einem Stadtführer oder einem Stadtplan leiten, sondern erlauben Sie Ihrer Intuition, den richtigen Weg zu den Stellen zu weisen, die für Sie interessant sein werden.

Suchen Sie nicht, sondern finden Sie und öffnen Sie sich für unerwartete Entdeckungen. So etwas können Sie auch mit einer Freundin oder einem Partner zusammen unternehmen, wenn sie oder er bereit sind, sich darauf einzulassen.

- Gehen Sie in eine Buchhandlung mit der Intention, das richtige Buch zu Ihrem gewünschten Thema zu finden, und greifen Sie einfach in das entsprechende Regal, ohne vorher auf Titel oder Autoren zu sehen. Sie werden sich wundern, wie oft Sie auf genau das stoßen, was Sie weiterbringt.
- Bei Interesse an Edelsteinen suchen Sie sich in einem Laden mit energetischen Heilsteinen den »richtigen« für Sie aus, ohne dass Sie zunächst in einem Buch nachlesen, welcher für Ihre Thematik gerade der richtige ist. Danach können Sie über dessen Eigenschaften nachlesen und werden vielleicht so manche Synchronizität erfahren ...

Solche spielerischen Übungen bergen keinerlei Gefahr für Sie, im Gegenteil, sie machen Spaß. Wenden Sie dabei das kontinuierliche Klopfen an, wenn Sie möchten, es wird Ihr Energiesystem ausbalancieren und somit Ihre innere Stimme verlässlicher machen.

Durch Ihre Intuition vertrauen Sie sich wieder Ihrer ursprünglichen weiblichen Kraft an, damit Sie sich mit all Ihrer kreativen Energie für das einsetzen, was Ihnen und Ihren Mitmenschen guttut. Alles geschieht zu unserem Besten, auch wenn wir es auf den ersten Blick nicht erkennen und manchmal etwas unbequeme Umwege in Kauf nehmen müssen. Es ist nicht immer der leichteste Weg, den unsere Intuition uns zeigt, aber der richtige und stimmige.

Unsere göttliche Seite bringt uns mit dem in Berührung, was stimmig ist. Üben Sie sich darin, es zu erkennen und mit kindlicher Neugier zu erkunden. Suchen Sie sich gleichgesinnte Freunde und Freundinnen, die auf einem ähnlichen inneren Weg sind und Sie in Ihrem Bemühen verstehen und fördern. Sie werden nicht Ihren gesamten Verwandten- und Bekanntenkreis auf Ihrer Seite haben, manche werden Ihr neues Verhalten vielleicht sogar ablehnen. Dies sind verständliche Reaktionen, Veränderung erzeugt manchmal Widerstand und Ablehnung im Umfeld. Gehen Sie achtsam damit um, die eigenen negativen Emotionen können wiederum durch Klopfen gelöst werden.

Positive Affirmationen sinnvoll einsetzen

Affirmationen sind bewusst eingesetzte, immer wieder ausgesprochene Formulierungen, mit denen wir eine positive Veränderung in uns bewirken möchten. Im Grunde genommen wirken jedoch auch all die negativen Glaubenssätze, die wir mit uns herumtragen, wie Affirmationen. Sie sind uns nur meist nicht oder nur wenig bewusst. Wir bedienen uns ja der positiven Affirmationen, weil scheinbar ein Hindernis besteht, einen bestimmten Zustand zu erreichen. Und dieses Hindernis sind unsere negativen Glaubensmuster.

Daher ist es immer sinnvoll, zunächst alle Hindernisse, die mit einer negativen Emotion verknüpft sind, zu erkennen und aufzulösen. Dann können Affirmationen viel besser von Ihrem Energiesystem angenommen werden. Der verständliche Widerstand gegen negative Zustände veranlasst viele dazu, sich lieber gar nicht erst damit zu beschäftigen, sondern lieber gleich zu positiven Affirmationen überzugehen, um sich etwas Schönerem zu widmen. Das ist jedoch ziemlich beschwerlich, weil die negativen Programme im Hintergrund ungeschwächt fortgesetzt werden.

Bei der Klopfakupressur gehen wir nach der folgenden Methode vor: Wir verbinden uns zunächst mit dem Negativen und lösen uns gleichzeitig davon, indem wir die Akupunkturpunkte klopfen. Das kann dann auch mit positiven Statements unterstützt werden. So bekommen Affirmationen die Kraft, die sie brauchen, um sich im System zu manifestieren.

Nutzen Sie positive Affirmationen am besten zunächst dazu, sich über die Argumente, die dagegen sprechen könnten, klar zu werden. Damit erspüren Sie die negativen Gedanken, die noch das Sagen haben und Ihnen die Energie entziehen. Jeder negative Gedanke, jede immer wieder ausgesprochene negative Aussage ist auch eine Affirmation, vor allem, wenn Sie Gefühle damit verbinden. Immer wieder negativ Gefühltes hinterlässt seine Spuren in unserem Energiekörper, es gräbt sich langsam tiefer ein, bis es zu einer inneren Überzeugung wird.

Wenn Sie die negativen Glaubenssätze mit Klopfakupressur bearbeiten, können Sie den Erinnerungssatz mit stimmigen positiven Affirmationen verbinden. Und wie immer geht es um die damit verknüpften Emotionen:

Es ist wichtig, dass Sie diejenigen Aussagen für sich finden, die Sie am leichtesten mit einer positiven Energie versorgen. Jede Frau hat ihre eigene Energie, ihre eigenen Bedürfnisse und braucht demnach Affirmationen, die ihr Energiesystem ansprechen. Es wird die Sätze gerade dann am besten als glaubwürdig akzeptieren und als neue Wahrheit aufnehmen, wenn die Formulierungen mit einem positiven Gefühl gespürt werden. Ein achtloses, vielleicht sogar leicht widerwilliges oder gelangweiltes Wiederholen vorgegebener Aussagen bringt Sie nicht weiter. Die Sätze sollten für Sie stimmig, wohlwollend und energiegeladen klingen und genau so sollten Sie sie auch aussprechen, mit so viel Gefühl wie möglich. Wenn Sie sie noch verstärken möchten, so setzen Sie sich dabei vor einen Spiegel und sehen sich dabei in die Augen. Das ist am Anfang nicht einfach, macht die Aussagen jedoch wirkungsvoller und Sie erspüren Widerstände viel leichter.

Bilden Sie Ihre ureigenen Affirmationen, indem Sie sich von Ihrer Intuition leiten lassen. Lassen Sie sich von anderen Affirmationen inspirieren und machen Sie dann Ihre eigenen daraus. Sie können das! Nehmen Sie sich diese Freiheit und lassen Sie Ihrer Kreativität freien Lauf. Werden Sie sich klar darüber, was Sie innerlich wirklich brauchen, und finden Sie die besten Worte dafür.

In der Tabelle im Anhang (S. 200 bis 203) biete ich Ihnen einige von mir gebildete Affirmationen an. Sie können Ihnen als Inspiration für die Formulierung Ihrer eigenen Sätze dienen. Die Affirmationen sind passend zu den jeweiligen Emotionen und deren Folgeerscheinungen entworfen und beziehen sich auch auf die verschiedenen Meridiane. Verändern Sie sie nach Ihrer eigenen Einschätzung. Wählen Sie Ihre eigenen Worte, sodass sie sich gut anfühlen und für Sie stimmig klingen.

Hier noch einige Hinweise, die Sie beachten sollten, wenn Sie Ihre eigenen Affirmationen bilden:

- Die Sätze sollten keine Verneinungen enthalten (wie z.B. »Von nun an esse ich keine Schokolade mehr«), sondern positiver formuliert sein (»Ich versorge meinen Körper mit gesunder Nahrung«).
- Sprechen Sie die Sätze in der Gegenwart aus, so als ob Sie den gewünschten Zustand bereits erreicht hätten (z.B. »Voller Selbstvertrauen finde ich eine neue Arbeitsstelle« statt »Voller Selbstvertrauen werde ich mir eine neue Arbeit suchen«). Wenn Sie in der Zukunft sprechen, bleibt Ihr Unterbewusstsein auch in der Zukunft und sieht keinen Anlass, zum gegenwärtigen Zeitpunkt etwas zu verändern.
- Verwenden Sie diejenigen Worte und Wendungen, die die positivsten Emotionen bei Ihnen hervorrufen. Sie sollten so begeistert wie möglich klingen von Ihren eigenen Ideen und Vorstellungen. Das heißt auch: Fassen Sie in Worte, was Sie wollen, und nicht, was Sie nicht wollen (»Ich freue mich, wenn es anderen gut geht« statt »Ich will aufhören, andere zu beneiden«).

- Verstärken Sie die positiven Emotionen mit Visualisierungen. Sehen Sie vor Ihrem inneren Auge, wo Sie sein werden, wie es dort aussieht und welche Art von Menschen Sie um sich haben werden. Verbinden Sie Ihre visuellen Vorstellungen auch mit allen anderen Sinneseindrücken, das kommt besser an in Ihrem Energiesystem.

Klopfen in Dankbarkeit

Zum Abschluss möchte ich Sie noch zu einer schönen Variante des Klopfens inspirieren. Es gibt so viele Dinge, für die wir dankbar sein können, doch wir geben uns selten die Gelegenheit dazu, diesem Dank Ausdruck zu verleihen. Tun Sie das doch einfach mit Klopfen. Beginnen Sie Ihren Tag einmal mit einer Klopfrunde, bei der Sie an jedem einzelnen Punkt einen besonderen Dank aussprechen. Das kann der Dank an eine bestimmte Person sein, ein Dank für etwas, was Sie zu schätzen wissen, oder für etwas, was Sie erreicht haben. Das Kleinste kann zum Größten werden in dieser kontemplativen Klopfrunde und es bringt Sie in diese energievolle Haltung, aus der heraus Sie den Tag mehr genießen werden. Ich beziehe in diese wenigen Minuten oft die verborgensten Gedanken mit ein. Das kann das ganz besondere Licht sein, das gerade einen wunderschönen Schatten im Zimmer wirft, das kann der stille Spaziergang mit meinem Hund sein oder auch ein gutes Essen, das ich genossen habe.

Das Klopfen in Dankbarkeit können Sie auch gemeinsam mit Ihrem Partner praktizieren, wenn er dafür offen ist. Sie klopfen einfach zusammen und jeder sagt abwechselnd etwas, wofür er/sie jetzt gerade dankbar ist. Auf diese Weise begegnen Sie sich in gegenseitiger Wertschätzung, und das vertieft wiederum Ihr Verhältnis zueinander. Ich liebe dieses Ritual, in meinen Veranstaltungen, mit meinem Mann zusammen und immer wieder in stiller Wertschätzung nach einer Meditation.

Sie können auch alles mit einbeziehen, was noch nicht Wahrheit geworden ist. Vorab dankbar zu sein für die Erfüllung eines Wunsches kann dessen Erfüllung voranbringen. Damit erwirken Sie Gelegenheiten, diese sogenannten Zufälle, auf die Sie aufmerksam werden.

Ich bin dankbar dafür, dass ich dieses Buch schreiben durfte, und hoffe, dass Ihre neu gewonnene emotionale Freiheit Ihr Leben und das Ihrer Mitmenschen bereichern wird. Viel Freude und gutes Gelingen wünsche ich Ihnen dabei.

Anne Rose Pretorius

Anhang

Literatur

Bach, Edward: *Von der Homöopathie zu den Bach-Blüten*. Goldmann Verlag, München 1996.

Bolen, Jean Shinoda, M.D.: *Close to the Bone, Life-Threatening Illness as a Soul Journey*. Conari Press, 10th edition 2007.

Braden, Gregg: *Im Einklang mit der göttlichen Matrix*. Koha, Burgrain, 5. Aufl. 2009.

Cameron, Julia: *Der Weg des Künstlers – Ein spiritueller Pfad zur Aktivierung unserer Kreativität*. Knaur MensSana, München 2000.

Diamond, John: *Die heilende Kraft der Emotionen*. VAK Verlags GmbH, Kirchzarten, 15. Aufl. 2005.

Eckert, Achim: *Das Tao der Akupressur und Akupunktur*. Haug, Stuttgart, 3. Aufl. 2005.

Eden, Donna: *Energiemedizin für Frauen*. VAK Verlags GmbH, Kirchzarten 2009.

Fischer-Rizzi, Susanne: *Himmlische Düfte, Aromatherapie*. Heinrich Hugendubel Verlag (Irisiana), München, 11. Aufl. 1995.

Gallo R., Fred: *Handbuch der Energetischen Psychotherapie*. VAK Verlags GmbH, Kirchzarten, 2. Aufl. 2004.

Gerber, Richard, M.D.: *Vibrational Medicine*. Bear & Company, Rochester in Vermont, 3rd edition 2001.

Helm, Beate: *Die Heilkräfte der kalifornischen Blütenessenzen*. Aquamarin Verlag, Grafing, 2. Aufl. 2003.
Lipton, Bruce: *Wie wir werden, was wir sind*. DVD, Koha-Verlag, o.J.
Rosenberg, Marshall B.: *Gewaltfreie Kommunikation. Eine Sprache des Lebens*. Junfermann Verlag, Paderborn, 8. Aufl. 2009.
Thich Nhat Hanh: *Ich pflanze ein Lächeln*. Goldmann Arkana, München, 5. Auflage 2007.

Bezugsquellen für Bachblüten und Aromaöle

(siehe Überblick auf Seite 200 bis 203)

Fa. Keilholz Naturprodukte, Oberrödel 11, 91161 Hilpoltstein Tel.: 09177 / 815, Fax: 09177 / 95 42 (eigene Herstellung aller Essenzen in liebevoller Sorgfalt)

Primavera: www.primavera.de
Sowie in verschiedenen Reformhäusern und Naturkostläden in Ihrer Region

Bachblüten, Aromaöle und positive Affirmationen

Emotion und deren Folgezustände	Blütenessenzen
Schuld	**Crab Apple** (sich unrein fühlen) **Larch** (Selbstvorwürfe mit Mutlosigkeit) **Pine** (Selbstvorwürfe, Reue, schlechtes Gewissen, Hauptmittel bei Schuldgefühl)
Ängste	**Aspen** (unbestimmte und unbegründete Ängste, Befürchtungen, Phobien, Alpträume) **Mimulus** (Angst vor bestimmten Dingen o. Situationen, genau beschreibbar, Schreckhaftigkeit) **Rock Rose** (panikartige, verzweifelte Zustände, Schockerlebnisse aus der Vergangenheit)
Sorgen	**Agrimony** (sich von Sorgen erdrückt fühlen, ruhelos vor Sorge) **Gentian** (in Verbindung mit Grübeln) **Red Chestnut** (Sorge um andere, z.B. Familienangehörige)
Ärger, Wut, Zorn	**Beech** (Ärger über andere) **Cherry Plum** (unkontrollierte Wutanfälle, Zorn, Angst, die Kontrolle zu verlieren) **Chicory** (heruntergeschluckter Ärger, fühlt sich schlecht behandelt) **Holly** (»grundlos« in Wut geraten, Jähzorn, Gereiztheit) **Impatiens** (ungeduldiger Ärger) **Larch** (Ärger über sich selbst)
Scham, Verlegenheit	**Agrimony** (hinter einer Maske versteckt) **Crab Apple** (Scham über eigenes Aussehen) **Larch** (Zweifel an eigenen Leistungen oder äußerer Erscheinung) **Pine** (zusammen mit Schuldgefühlen)
Traurigkeit, Kummer	**Honeysuckle** (Verlusterlebnis, Trennung) **Mustard** (grundlos traurig, melancholisch) **Star of Bethlehem** (zurückliegendes Ereignis, evtl. Schock, Kindheitserlebnisse) **Water Violet** (stille Traurigkeit mit mangelhafter Öffnung nach außen) **Willow** (mit Verbitterung)

Aromatherapie	Positive Affirmationen	Beteiligte Meridiane
Bergamotte	Ich handle immer und überall nach meinem besten Wissen und das ist gut genug.	Dickdarm
Bergamotte **Jasmin** **Lavendel** **Myrte** (Angst vor der Zukunft) **Sandelholz** **Ylang Ylang**	Vertrauensvoll ruhe ich in meiner Mitte. Voller Vertrauen blicke ich in die Zukunft.	Niere Milz-Pankreas (Zukunftsangst)
Myrte (Sorgen um die Zukunft)	Sorgenfrei sehe ich der Zukunft entgegen und vertraue darauf, dass ich geschützt und geborgen bin.	Milz-Pankreas
Kamille **Lavendel** **Melisse** **Ylang Ylang**	Warmen Herzens und voller Verständnis begegne ich anderen Menschen. Liebe und Mitgefühl trage ich in mir und bringe sie anderen entgegen.	Herz Gallenblase
Bergamotte **Melisse**	Ich weiß, wer ich bin, und ich bin es wert, dass ich es bin. Ich bin eine wertvolle Frau.	Zentralgefäß (Scham) Gouverneursgefäß (Verlegenheit)
Geranie (Rosengeranie) **Jasmin** **Ylang Ylang** **Rose**	Alles geschieht zu meinem Besten. Ich vertraue mich dem Fluss des Lebens an und öffne mich für das Freudige.	Dünndarm (Kummer) Magen (Enttäuschung) Leber (Unglücklichsein) 3-facher Erwärmer (depressive Verstimmung)

Eifersucht, Neid, ärgerliche Unruhe	**Holly**
Selbstzweifel, Unsicherheit	**Cerato** (Zweifel an eigener Meinung, bei Entscheidungsproblemen) **Centaury** (Nein sagen lernen) **Hornbeam** (Zweifel, »es zu schaffen«, um Kraft und Mut zu geben) **Larch** (Zweifel an eigenen Fähigkeiten) **Scleranthus** (Unentschlossenheit zwischen 2 Alternativen) **White Chestnut** (kreisende Gedanken) **Wild Oat** (Zweifel an der Lebensaufgabe, Zögerlichkeit)
Negatives Denken	**Beech** (bei Intoleranz, nörgelt gern) **Gentian** (Pessimismus, Entmutigung, Skepsis) **Wild Rose** (innere Leere, resigniert, unmotiviert) **Willow** (verbittert, fühlt sich ungerecht behandelt)
Unentschlossenheit **Zögerlichkeit** **Perfektionismus**	**Cerato** (generell unentschlossen) **Scleranthus** (unentschlossen zwischen 2 Alternativen) **Gentian** (unentschlossen grübelnd) **Hornbeam** (motiviert und gibt Schwung) **Rock Water** (Ehrgeiz, hohe Ansprüche an sich) **Vervain** (idealistisch, will sich beweisen)
Erschöpfung	**Chestnut Bud** (erschöpft durch immer wieder die gleichen Fehler) **Gorse** (hoffnungslos, resigniert) **Elm** (fühlt sich seinen Aufgaben nicht gewachsen) **Larch** (momentan überfordert) **Oak** (hoffnungslos, kämpft jedoch weiter, überhöhtes Pflichtgefühl) **Hornbeam** (braucht Kraft für die Aufgaben des Alltags) **Olive** (völlig erschöpft, kraftlos, unausgeschlafen)

:amille	Ich bin frei von einem Vergleich mit anderen. Ich bin zu jeder Zeit tolerant und gelassen.	3-facher Erwärmer
'lang Ylang (fördert Selbstvertrauen) **chafgarbe** (Frauenmittel, fördert die Intuition, harmonisiert)	Ich ruhe in meiner Mitte und vertraue auf die Gabe meiner Intuition. Mutig und selbstsicher treffe ich stimmige Entscheidungen. Mein Leben gelingt.	Blase (Ruhelosigkeit, Ungeduld) Zentralgefäß Gouverneursgefäß
asmin	Ich erkenne und schätze das Gute in allem, was mich umgibt. Alles macht Sinn und dient einem höheren Zweck. Hingebungsvoll vertraue ich mich dem Fluss des Lebens an.	
'lang Ylang	Mit innerer Überzeugung vertraue ich meiner Urteilskraft. Mutig und tatkräftig plane und verwirkliche ich meine Vorhaben. Ich bin gut genug. Ich gebe mein Bestes und das ist gut genug.	
'etiver (erdet, löst Verspannungen, regenerierend)	Kraft und Hoffnung führen mich in die Ausgeglichenheit.	

Dank

Zunächst möchte ich meinen Dank an all jene ausdrücken, die durch die Anwendung und Weitergabe der Klopfakupressur mit dazu beitragen, unsere Welt friedlicher zu gestalten, vor allem Gary Craig, der uns EFT zum Geschenk gemacht hat.

Während der Entstehung des Manuskripts standen mir Jutta Becher-Castaldi und Stefanie Frick freundschaftlich zur Seite, sie lasen die einzelnen Kapitel und gaben mir wertvolles Feedback. Vielen Dank an euch beide, dass ihr mir durch eure Zuversicht auch während schwieriger Phasen immer wieder Mut gemacht habt.

Im Lektorat des Kösel-Verlags wurde ich von Ulrike Reverey auf herzliche und kompetente Weise begleitet, ihr Engagement und ihre Ideen waren mir eine große Hilfe. Auch die effektive Zusammenarbeit mit Imke Oldenburg war eine reine Freude. Ich danke Ihnen beiden für diese positive Erfahrung, die ich als Autorin machen durfte.

Meine Liebe und meine größte Dankbarkeit möchte ich jedoch meinem Mann Chris zuteilwerden lassen, der mir seit so vielen Jahren liebevoll zur Seite steht und mich in all meinen Vorhaben unterstützt. Du gabst mir den nötigen Rückhalt, warst mir immer ein geduldiger Zuhörer und achtsamer Begleiter. Ohne deine ermutigende und wohlwollende Art wäre dieses Buch nicht entstanden.

Sachregister

Informationen zu EFT / Kontaktadressen

Gary Craig ist seit 2010 im Ruhestand. Auf der Website **www.eftuniverse.com** gibt es jedoch in englischer Sprache weiterhin ein umfangreiches Archiv mit Fallbeispielen und hilfreichen Hinweisen zu EFT. Unter »resources – eft at work« finden sich etliche Fallbeispiele, die nach verschiedenen Kategorien geordnet sind, Sie können auch Suchkriterien eingeben.

Unter **www.innersource.net** finden Sie Informationen in englischer Sprache von Donna Eden zur Energiemedizin. Außerdem informiert ihr Mann, Dr. David Feinstein, über Energetische Psychologie. Unter »Research« finden Sie einiges zu Fallstudien. Diese beiden wunderbaren Menschen stellen sehr großzügig umfangreiches Material zur Verfügung.

Ausbildung / Training / Coaching / Therapie

Wenn Sie EFT-TrainerInnen oder EFT-TherapeutInnen oder BeraterInnen in Ihrer Nähe kontaktieren möchten, finden Sie hier zahlreiche Hinweise:

- **www.eft-dach.org**, Fachverband der professionellen EFT-AnwenderInnen in Deutschland, Österreich und der Schweiz
- **www.therapeuten.de**

Kontakt zur Autorin

Anne Rose Pretorius bietet im süddeutschen Raum Ausbildungen und Trainings für EFT nach den Richtlinien des EFT-D.A.CH.–Fachverbands der professionellen EFT–AnwenderInnen sowie Vorträge sowie Vorträge, Therapie und Coaching an.

Für Interessierte gibt sie in unregelmäßigen Abständen einen Newsletter heraus, in dem sie über Neuigkeiten, Weiterentwicklungen und Fallbeispiele berichtet. Sie können sich auf ihrer Website hierfür unverbindlich anmelden.

Anne Rose Pretorius
Tel.: 09122 – 69 09 22
E-Mail: freiraum@annepretorius.de
Website: **www.annepretorius.de**